ベーシック医療面接

須藤武司 著

ムイスリ出版

まえがき

　本書は、ひろく医療や福祉などの領域で対人支援に携わる方を対象とした、医療面接の基本を記したものです。

　医療面接は、患者や来談者の状態を多角的に理解し、適切な支援を提供するための最も基本となるものです。そこで、医療者が面接を通して患者や来談者と信頼関係を築き、質の高い支援を提供するために必要なことがらを記述し、架空事例や演習を通して立体的に理解できることを目的としました。

　対人支援の場では、「共感しなさい」「受容しなさい」と指導されることが少なくありません。しかし、共感も受容も誰かから「しなさい」と言われて「しました」と答えられるようなものなのか、という疑問が常に残ります。それは恐らく、共感も受容も技術として支援者が提供するものではなく、その受け手がどう感じるかによるものだからなのではないか、と考えるからです。共感にはこの言い方、受容にはこの表情、といった技術的なものだけでは、医療者と患者や来談者との「関係に基づく支援」が十分なされないようにも思われます。医療面接は単なる情報収集の場だけではなく、患者を取り巻く文化的背景や社会的状況を理解しながら、患者中心の全人的支援を実現するために不可欠なものだからです。

　そうした観点から、本書は、まず医療面接の枠組みを提示し、面接の場における医療者の態度について詳しく説明しました。この学びに基づき、後半では医療面接に必要な最低限の技術について説明しました。最終章では、終末期を迎えたり喪失を体験したりした患者や家族の心理的理解とその支援に求められる関わり、支援者がそこに居ることの意味について説明しました。いずれも、対人支援の場で実際に役立つことがらをできるだけわかりやすく記述するとともに、コラムや演習を通じてその応用について学べる構成となっています。初学者から経験豊富な医療者まで、多くの方々に活用していただけることを目指しました。

　日々進化する医療や対人支援の場において、患者や来談者との面接の重要性はますます高まっています。本書を通じて、読者の皆さまがより良い面接を提供し、患者や来談者との関係を一層深められるための一助となれば幸いです。

最後になりましたが、本書の出版に際しひとかたならぬお世話になりました冬華駅氏、ムイスリ出版の橋本有朋氏に記して感謝申し上げます。

2024 年 10 月

須藤　武司

目 次

第1章 医療における対話とは ························ 1
  1.1 医療における対話　1
  1.2 治療的援助をもたらす要因　3
  1.3 日常会話のパターンに気づく　6

第2章 医療面接概説 ································· 11
  2.1 患者と医療者の「関係」を示すもの　11
  2.2 医療面接の構造と機能　18
  2.3 医療面接の実際　22

第3章 対話の基礎 (1) ······························· 25
  3.1 コミュニケーションの種類　25
  3.2 治療的なメッセージとは　27
  3.3 医療面接で求められること　30

第4章 対話の基礎 (2) ······························· 33
  4.1 非言語的コミュニケーション　33
  4.2 「受容」「共感」「傾聴」とは何か　41

第5章 関わり技法 (1) ······························· 45
  5.1 関わりのための基本的な態度　45
  5.2 医療者の受け答え ―「質問」技法―　47

第6章 関わり技法 (2) ······························· 57
  6.1 言い換え (伝え返し・感情の反射・要約)　57
  6.2 はげまし　59
  6.3 発言内容の表現水準　61

第7章 関わり技法（3） 63
7.1 共感的な関わりの深さ　63
7.2 患者―医療者関係を重視した面接　67

第8章 「物語」を聴く・「物語」とともに在る 73
8.1 患者の「物語(narratives)」を聴く　73
8.2 患者の「喪失体験」を知る　75
8.3 終末期における心理的プロセス　78
8.4 患者の「物語(narratives)」とともに在ること　81

引用・参考文献 83
演習解答例 86
索　引 88

第1章
医療における対話とは

> ◆ この章のねらい ◆
>
> ☐1 日常生活のなかで交わされる「対話」と、医療現場で交わされる「対話」との違いについて理解しましょう。
> ☐2 医療現場における対話では、何が重視されるのでしょうか。効果的な治療的援助をもたらす要因について学びましょう。
> ☐3 医療現場における対話を学ぶ前に、まずは自分自身の日常会話の特徴やパターンについて振り返ってみましょう。

1.1 医療における対話

　医療現場では、医学・看護・リハビリテーション・福祉・心理などの専門職(これを本書では「医療者」と表します)が患者やその家族を取り巻き、日々多角的な治療にあたっています。では、医療現場に訪れる「患者」とはどのような人のことを言うのでしょう…「患者」という言葉を目にしたり耳にしたりすることで、どのようなイメージがわいてくるでしょうか。
　たとえば、

・ 身体的、精神的な問題を抱える人
・ 心身に関する何らかの異常を自覚し、それに対する援助を求めている人
・ 家族や親しい人たちが専門的な援助を求め、それに同意(または不同意ながらも来院)している人

などと説明することができるかもしれません。患者には何らかの症状があり、これに困って（あるいは、周りの人たちがそれに気づいて）医療現場に訪れます。症状は、ストレートな訴えとして伝えられることもあるでしょう。反対に、無言の訴え、苦痛に満ちた表情、気分が冴えず気力が失われた様子などで伝えられることもあるでしょう。身体症状、精神症状、その他さまざまな不適応状態…これらはすべて**援助のサイン**として医療者に送られてきます。

　さて、こうした援助のサインが送られたとき、どのように対応しますか？　医療者ではない人の場合は、たとえば、

- **心配する**
  「大丈夫かな？」と思ってその人に意識を向ける。
- **声をかける**
  「どうしました？」「何か助けが必要ですか？」などと声をかけ、状況を確認する。
- **手助けをする**
  必要であれば椅子をすすめたり、水を渡したり、救急車を呼んだりして、実際的な行動をとる。
- **周囲に知らせる**
  自分で対処できなかったり状況が深刻だったりする場合、他の人の助けを得る。

などが考えられます。では、医療者はどのような対応をしますか？　そこに何か違いはあるでしょうか。

　初めて病院に訪れた患者に対し、医療者が行う一般的な対応は、

- **患者情報の収集**
  患者の全体像を把握するために、患者の氏名・年齢・性別・連絡先などの基本情報や病歴、現在の症状の訴え、既往歴、家族歴などを聴取する。
- **問診**
  患者の訴え（自覚症状、愁訴）を確認し、その発生時期や頻度、強度などを質問する。また、生活習慣や仕事環境、心理的要因なども確認する。

- 身体診察

  身体に生じているさまざまな状態を眼で見て、手で触り、耳で聴き、異常がないかどうかを確認する。必要に応じて、血圧や体温なども測定する。

- 診断と説明

  医師は、診察結果をもとに可能性のある診断を行い、患者に説明する。必要であれば、追加の検査や専門医への紹介を提案することもある。

- 治療計画の立案と指導

  診断に基づいて、適切な治療計画を立てる。薬物療法、生活指導、リハビリテーションなどについて説明し、患者に指導を行う。また、フォローアップの計画も説明する。

とされており、こうした一連の過程を**診察**といいます。診察のいちばん初めに行う面接を**医療面接**といいます。

医療面接には、**患者に関する情報を効率的に収集する**とともに、**良好な患者―医療者関係を築く**こと、といった 2 つの目的があるとされています[1]（宮岡 2014）。また、医療面接における、このような関係のことを「**治療関係**」または「**治療同盟**」といいます。心理学者のアダム・ホルヴァートとロビンダー・ベディ（2002）は、治療同盟について「協働的な関係の質とつながりの強さ」と説明しています[2]。心身の症状に対し、治療や援助を求めて来られた人々にどう対応するかは、その後の治療を決定する重要な鍵となります。したがって、医療現場における対話とは、ある目的にそった治療的なものでなければ意味を成さないといえるでしょう。

1.2 治療的援助をもたらす要因

医療面接が治療的援助として機能するためには、患者と医療者との協働的な関係の質が重要なポイントとなります。そこで、どのような要因がそこに関わっているのかについて考えていきましょう。

---

[1] 宮岡等（2014）『こころを診る技術―精神科面接と初診時対応の基本』p.8.

[2] Horvath, A. O. and Bedi, R. P. (2002), in Norcross, J. C. (ed.), *Psychotherapy Relationships that Work: Contributions and Responsiveness to Pationts*. p.41.

心理療法の分野では、その効果に対する研究が数多く行われてきました。その方法のひとつとして、一般的かつ共通の要因（たとえば、患者―医療者関係に共通する側面）と固有かつ特定モデルの要因（たとえば、特定の理論や技術を修得したセラピストによる介入）を探索し、モデル化を試みるというものがあります[3]。心理学者のテッド・アセイとマイケル・ランバートは心理療法に成果をもたらす相対的な要因について、推定値を示しました[4]（**図 1.1**）。これによると、患者の社会的サポートや自我の強さといった患者側の要因と治療外での出来事が40％と最も多くを占め、次いで、親しみやすさや人間的な温かさなどによる患者―医療者関係の要因30％、「治りたい」「良くなりたい」という患者の期待感15％、セラピストの特定モデルの要因 15％という割合となり、全体の 85％を一般的かつ共通の要因が占めていることがわかりました。この結果はあくまで推定値ではありますが、**患者側の要因が半数以上を占めている**ことや、**基本的な人間同士の関わりが重要**であることなど、より良い治療同盟を築くためのヒントが示されています。

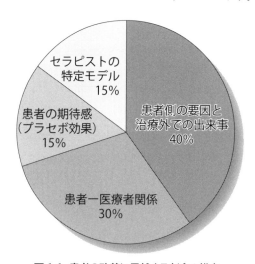

図1.1 患者の改善に貢献する割合の推定
(Asay and Lambert, 1999.をもとに筆者作成)

---

[3] Cooper, M. (2008), *Essential Research Findings in Counselling and Psychotherapy: The Fact are Friendly*. pp.49-53.
[4] Asay, T. P. and Lambert, M. J. (1999), in Duncan, B. L. and Miller, S. D., Wampold, B. E., *et al*. (eds.), *The Heart and Soul of Change: What Works in Therapy*. pp.33-55.

また、医療者である以前の基本的な人間関係作りについて、千田・岡田(2008)は次の4点を挙げています[5]。

(1) 医療者以前の、人間同士のマナー ： 社会人としてのマナー実践
(2) 患者への尊厳と興味・関心、支持的態度 ： 一個の人格として、一人の社会人として尊敬し合う
(3) 全人的な患者理解、医療者の人間性の表現
(4) 良好な患者―医療者関係および信頼関係の創造

　挨拶、言葉遣い、服装・身だしなみ、時間厳守など、社会人として常識的な行動がとれることは信頼関係構築の基本となります。同時に、医療者のこうした行動が、治療同盟のレベルを決定することにもなります。また、たくさんの専門職が働く医療機関においては、自分が何者で、なぜ今患者の前に居るのかを手短に伝えることも基本的な関係作りにおいて必要なこと[6]です。

　次に、人として互いに尊敬し合い、その人を理解しようと関心をもち続ける意識をもちます。このことが、心身の側面だけではない、総合的な患者理解に繋がります。その際、どのような理論や知識も、患者のすべてについて説明できるわけではないことに留意しましょう。この患者はこういう訴えをする、こういう反応を返すものだなどと、勝手に予測を立てた関わりは、総合的な患者理解から遠のいてしまう危険があります。

　人として互いに敬意を抱くようになると、落ち着いた、親しみのある雰囲気で診察室・処置室・リハビリ室・検査室などに患者を迎え入れたり、病室を訪れたりすることができるようになります。こうした医療者の人間性の表現が信頼関係を創り出します。すると、患者―医療者関係それ自体が治療的に機能し始めます。つまり、患者や医療者といった役割を離れた人間同士の関わりが、より良い治療へと導く基盤となるのです。

---

[5] 千田彰一・岡田宏基(2008)『対話に学ぶ 医療面接プラクティス』p.11. ※本書の記述に合わせ、一部表現を改変
[6] 土居健郎(1992)『新訂 方法としての面接』医学書院 p.16.

1.3 日常会話のパターンに気づく

より良い治療の基盤となる患者—医療者関係を築くにあたり、まず日常生活での対人パターンを振り返ってみましょう。自分自身の傾向に気づくことが、対人援助の第一歩となります。

演習1-1 次の日常会話の例を読んで、それぞれどのような印象をもちましたか？

【例1】AさんとBさんの会話

Aさん	ねえ、Bさん、先週のゼミで発表した内容についてどう思った？
Bさん	良かったんじゃない？ それよりさ、昨日観た映画が本当に最高だったんだよ！ アクションシーンがめちゃくちゃ迫力あってさ、絶対に観た方がいいよ！
Aさん	面白そうだね。映画の話も聞きたいけど、ゼミの発表のことで気になることがあって。
Bさん	ゼミの発表？ 気にすることなんかないよ。それよりさ、次の週末に何人かでドライブに行くんだけど、一緒にどう？
Aさん	うん、それもいいんだけど、ちょっとゼミの話に戻ってもいいかな？
Bさん	ゼミの話？ 別に問題なかったんじゃない？ でね、週末にドライブに行く目的なんだけど、新しいカフェを見つけてさ、そこがすごくいい感じなんだ！

［印象・気づいた点など］

【例2】CさんとDさんの会話

Cさん	明日のレポートもう終わった？
Dさん	もう提出したよ。Cさんは？
Cさん	まだ全然手をつけてなくて…でもさ、あのテーマ難しくない？ 何を書けばいいのか全然わからない。
Dさん	基本を押さえればいいんじゃない？ テーマは『現代社会におけるSNSの影響』だし。
Cさん	でもさ、SNSって何種類もあるじゃん？ どれを選ぶべきか迷うんだよね。
Dさん	好きなの選べば？
Cさん	いや、でもさ、インスタかXかフェイスブックか…決めきれなくて。
Dさん	インスタでいいんじゃない？
Cさん	でも、Xの方が情報の拡散が速いし…フェイスブックはもう少しパーソナルな感じでさ…
Dさん	で、結局どれにするの？
Cさん	うーん…全部で行こうかな？
Dさん	それ、逆に面倒くさくない？
Cさん	じゃあXかな。でもフェイスブックも捨てがたいし…
Dさん	もう時間ないよ、どれかにしないと。
Cさん	うん、うん…ああ！ 決まらない！

［印象・気づいた点など］

演習1-2 日常会話でよくみられる傾向（パターン）についてチェックをしながら、普段の会話パターンを振り返りましょう。

素早い会話の応酬をしている。	はい ・ いいえ ・ わからない
周りの状況を見るよりも、自分が話すことに夢中になる。	はい ・ いいえ ・ わからない
相手の言葉の真意を考えながら会話する。	はい ・ いいえ ・ わからない
言葉だけでなく、相手の声や表情に意識を向けている。	はい ・ いいえ ・ わからない
相手が話し終わらないうちに話し出す。	はい ・ いいえ ・ わからない
沈黙は苦手だ。	はい ・ いいえ ・ わからない
相手からの言葉がけを聞き流すことがある。	はい ・ いいえ ・ わからない
相手から期待した反応がないと不機嫌になる。	はい ・ いいえ ・ わからない
次々に質問して、相手に考える隙を与えていない。	はい ・ いいえ ・ わからない
会話の途中で急に別の話題に移る。	はい ・ いいえ ・ わからない
「マジで」「ヤバい」など、特定のフレーズや言葉を頻繁に使う。	はい ・ いいえ ・ わからない
どんな話にも「オチ」をつけようとする。	はい ・ いいえ ・ わからない
「いや」「でも」など、まず否定の言葉から入る。	はい ・ いいえ ・ わからない
相手の話を聞きながら「それ自分にもあった」と自分の話にする。	はい ・ いいえ ・ わからない

［その他に気づいた普段の対話パターンなど］

■キーポイント■

① 医療における対話を考えるにあたり、その「場」とそこに居る人の「役割」について理解する。
② 医療現場での対話は、治療や支援といった目的をともなったものである。
③ 効果的な医療面接を行うには、質の高い治療同盟の構築が求められる。
④ より良い治療や援助を提供するためには、人間同士の基本的な関わりと互いの人格を尊重する姿勢が必要である。
⑤ 対人援助の第一歩として、日常会話のパターンを振り返る。
   - 会話のなかで「自分がどうする」ことに意識が向けられていないか。
   - 知らず知らずのうちに即応することが善であると思い込んでいないか。
   - 会話はサービス精神を発揮する場ととらえていないか。
   ★ 自分と相手との関わりを、動画を観るような第三者的視点から振り返ると、両者の間で起きていることが理解できる。自分自身でそうした振り返りができない場合は、指導者や同僚などからのコメントが役に立つ。

第2章

医療面接概説

◆この章のねらい◆

☐ 1　患者―医療者が座る位置に応じて関係がどう変化するかを考え、医療者が患者に対し示す態度について理解しましょう。
☐ 2　医療における5W1Hと症候の特徴をとらえるための基本項目を学びましょう。
☐ 3　対話例から医療面接の実際について考えましょう。

2.1　患者と医療者の「関係」を示すもの

　千田・岡田（2008）は、医療面接を「医療を貫く一つの基本的態度であり技術である」としています[1]。また、第1章でみてきたように、医療面接の主な目的は**良好な患者―医療者関係を築くこと**に他なりません。まずは、より良好な関係を築くための基本的態度について学んでいきましょう。
　次の架空事例を読んでください。医療者は患者にどのような関わりをしているか、また、患者は医療者に対しどのような感情を抱くか、それぞれ考えましょう。

---

[1] 千田彰一・岡田宏基（2008）『対話に学ぶ　医療面接プラクティス』p.9.

演習2-1 初めて来院した患者と医師の面接（1）

医師	今日はどういったことで来られましたか？
患者	実は、最近よく眠れなくて…
医師	ああ、それはストレスですね。仕事のプレッシャーとか家庭の問題とかありませんか？
患者	いや、実は…
医師	まあ、よくあることですから。リラックスする方法を試してみました？お風呂にゆっくり入るとか、ハーブティーを飲むとか。
患者	いくつか試してはみたんですが…
医師	だめ？ では、睡眠導入剤を出しておきましょう。これで眠れると思いますよ。
患者	でも、あまり薬には頼りたくないんです。もしかしたら、他に原因があるのかもしれないとも思って…
医師	まあ、今の状態を改善するにはお薬が一番ですから。
患者	はあ。
医師	また次の診察で様子を教えてください。

［医師は患者にどのような関わりをしていましたか］

［患者はこの時間をどんな気持ちで過ごしていたでしょうか］

医療者が患者に対して示す態度として、次の5つが挙げられます(表2.1)。

表2.1 医療者が患者に対して示す態度 (筆者作成)

理解的態度	患者の内面に流動する感情を、そのまま大切にしようとする態度。
支持的態度	患者を人格的に非難したり批判したりせず、そのあるがままを認識しようとする態度。
評価的態度	医療者の価値観をもって患者の考え、態度を評価する態度。
解釈的態度	医療者の価値観をもって患者の考え、感情、体験的意味をとらえ、一般化する態度。
調査的態度	患者に発言の優先権を与えず、調査的・尋問的な質問をし続ける態度。

このうち、**理解的態度と支持的態度が望ましい**とされています。それ以外の3つの態度は、いずれも医療者の評価基準や価値観、思い込みによる対応や勝手な解釈による批判的対応を引き起こしやすく、患者との信頼関係を損ねる危険があります。患者との出会いが初期の段階において、詳細に問いただすような態度も信頼関係を損ねやすく、場合によってはその後の治療に繋がらなくなる可能性もあります。

演習2-1の対話で、医師は主に解釈的態度で接し、常に対話の主導権を握っていました。また、患者が何か他のことを訴えたいと思っても、医師のなかでは面接が完結してしまい、患者の話を聴く様子がうかがえません。医療面接では、**患者に話してもらうために尋ねることが基本**です。そのため、医療者には上下関係のない水平目線で、「ともに健康問題を考えていきましょう」といった態度が望まれます。

column：「ストレス」について

　医療面接で交わされる「ストレス」という言葉には注意を払いましょう。患者が「最近はストレスがたまっていて・・・」などという場合もあれば、**演習2-1**の医師のように医療者がその原因を「ストレス」と決めつけてしまう場合もあります。

　「ストレス」とは、もともと物理学で用いられた言葉で「外部の圧力による物質のひずみ」のことを意味していました。医学では1936年に生理学者ハンス・セリエが「ストレス学説」を発表してから使われるようになりました。医学でいう「ストレス」は「外部からの刺激による心身の反応」とされ、「ストレス」を引き起こすものを「ストレッサー」といいます。

　私たちの生活する環境にはストレッサーが数多く存在し、常にストレスを感じながら生活している人が大多数を占めると思われます。つまり、**「ストレス」とは常にそこにあるものと考えることができるので、症状の原因として簡単に片づけることはできません**。患者―医療者間で交わされた「ストレス」という言葉が何を指しているのか、どのような意味を有しているのか、丁寧に確認する必要があります。患者をより正確に理解したいという気持ちが医療面接の質を決めるとは、このようなことをいいます。そして、その積み重ねが良好な患者―医療者関係を築くことに繋がるのです。

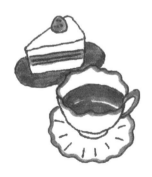

患者―医療者の対話の雰囲気や態度には、言葉以外のもの、すなわち非言語的なメッセージも大きな影響を及ぼしています。本章では、両者の座る位置について考えてみましょう。

対話のための位置取りには、次のパターンが考えられます。

1. 向かい合って座る

    テーブルを挟んで両者が向かい合って座る形です。お互いの顔が正面に来るので視線が合わせやすく、事実確認などを詳細に行いたいときに適しています。

2. 隣り合って座る

    両者が並んで座り、同じ方向を見ている形です。映画鑑賞や景色を楽しむときなど、両者の関係がある程度親密な場合や、会話が主な目的ではない場合に適しています。

3. L字型に座る

    一人が椅子の片側に座り、もう一人がその位置から直角に座る形です。互いに自然な角度で向き合いながらも視線が相手から少しずれるため、リラックスした状況での会話に適しています。

4. 対角線上に座る

    テーブルの角を挟んで対角線上に座る形です。適度な距離を保ちながらもお互いの顔が見やすくなります。個人的な内容より、会議など公的な内容を話す場合に適しています。

5. 円卓で少し離れて座る

    円形のテーブルに、少し距離をとって座る形です。距離がありながら視線が合いやすく、全体の会話が自然になります。広い空間でゆったりと話す場合に適しています。

6. 椅子を少し動かして斜めに向かい合って座る

    互いの椅子を少しだけ動かし、正面を避けて斜めに向かい合う形です。視線を外しやすく、落ち着いた雰囲気で会話したい場合に適しています。

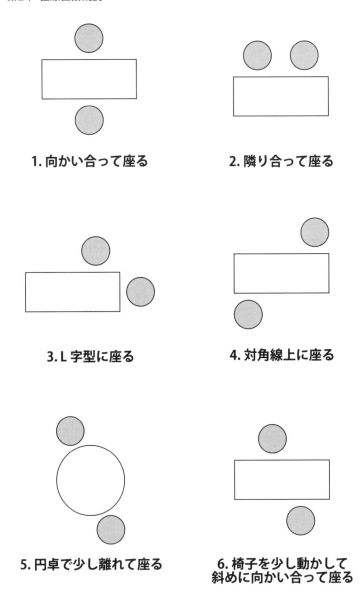

図 2.1 対話のための位置取り（筆者作成）

それぞれのパターンには適した目的があります。たとえば、「**1. 向かい合って座る**」では取り調べ・指導的な雰囲気が生まれますので、自由に話してもらうには適さない場合があります。「**2. 隣り合って座る**」の場合は、親密な雰囲気が生まれますので、初対面の人には心理的な侵襲性を感じさせる可能性があります。どの位置取りが正しいか、ではなく、これから行う面接に適したもの、特に、話し手（医療現場では患者やその家族など）に負担のかからない位置取りを考えることが大切です。病院の外来診察室では「**3. L字型に座る**」を採用していることが多く、狭い部屋で行う医療面接では「**4. 対角線上に座る**」「**6. 椅子を少し動かして斜めに向かい合って座る**」、会議やミーティングでは「**5. 円卓で少し離れて座る**」など、物理的な環境のなかで工夫しているケースが多いでしょう。

　話し手に負担をかけない配慮、また、面接の主体は話し手であるという点からいうと、まず**話し手に座ってもらい、続いて聞き手が座ったうえで互いに角度や距離を微調整する**ことを意識すると良いでしょう。面接の前にいくつかの座り方を仲間で試してみることも、話し手の立場に身を置く機会として有効です。

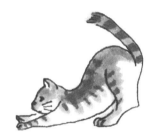

2.2 医療面接の構造と機能

次に、実際の医療面接について見ていきましょう。まず、その構造と機能について考えます。

医療面接の構成要素は、以下の3点とされています[2]。

1. **患者の問題を理解するための情報収集**
   医療面接の第一の目的として認識されていることがら。情報は患者の訴えに沿って収集する。
2. **患者─医療者の信頼関係構築、および患者の感情に対する適切な対応**
   人間関係をつくるうえでの基本的な関わり。そのうえで、患者の置かれた状況を共感的に理解する力(内省する力、支援する力、相手への敬意、パートナーシップなど)が求められる。
3. **患者に対し病気に関する教育(情報提供)をし、治療への意欲を高める**
   治療方針やその内容を遵守してもらうための患者に対する動機づけ。患者が主体的に治療へ参画できるような情報提供も行う。

以下に詳しく説明します。**「患者の問題を理解するための情報収集」**では、以下の 7 項目を丁寧に聴取します。聴取のポイントと確認する具体的な内容を次ページの**表 2.1** にまとめました。表には見慣れない専門用語が含まれていますので、説明しておきます。

- 症候 … 臓器や組織の病的変化により、身体や精神に現れる異常な状態こと。症状。
- 随伴 … ある事象につれて他の事象が起こること。
- 増悪因子／寛解因子 … 病状などが悪化／軽減する要素。

---

[2] Cohen-Cole, S. A. (1991) *The Medical Interview: The three-function approach*. St. Louis, MO, Mosby-Year Book. pp.4-35.

表 2.1　症候の特徴をとらえるための基本項目[3]

項目	聴取のポイント	具体的な内容
発症のタイミング	いつ／いつから	症候発生の日時
発症の状況	どのような状況で	誘因［環境・状況］
症候の部位	（身体の）どこが／どこに	身体の部位 ［部位の移動性・放散］
性状・重篤度	何が起こったのか どんなことが起こったのか	症候 程度／生活への影響 持続時間／頻度／タイミング
随伴症候	（症候に対して）どうしたか	対処行動
文脈	その結果どうなったか	症候の経過
増悪因子／寛解因子	何が影響するか	影響したことがら

　これらに加え、患者をとりまく環境とそこからくる感情、すなわち心理社会的側面や、必要と思われる治療に対する患者の考えなどを聴き取ります。たとえば、5W1H を応用し、次のように尋ねる方法があります。

- 何が　what？　：何でお困りですか？
- 誰が　who？　：どなたかから症状について指摘されましたか？
- いつ　when？　：いつから調子を崩されましたか？
- どのように　how？　：どのような状態になると痛みますか？
- どっちが　which？　：右と左、どちらの方が強く痛みますか？
- どこに　where？　：どこが痛みますか？　痛みはどこかに散らばりますか？

---

[3] 千田彰一・岡田宏基（2008）『対話に学ぶ　医療面接プラクティス』p.12. をもとに筆者作成

この5W1Hには「why?」がありません。「なぜ?」を問う場面もあるとは思いますが、信頼関係が構築されていない状況での使用、とくに連発は患者を追い詰める形になり、医療者から非難されていると感じさせることもあります。必要に迫られる状況ではない限り、慎重に用いた方が良いでしょう。

また、患者が心身の不調の原因や必要と思われる検査・治療をどのように考えているかといった、患者自身が自分の病気についてどう考えているか確認することを**解釈モデル**といいます。患者―医療者間で解釈モデルに齟齬が生ずることもあるため、両者が納得して治療の方針を話し合えるような関係を調えることが重要となります。

「患者―医療者間の信頼関係構築、および患者の感情に対する適切な対応」「患者に対し病気に関する教育(情報提供)をし、治療への意欲を高める」については、次章以降で詳しく見ていきたいと思います。ここでは、信頼関係構築のための基本的な項目だけ先に確認しておきましょう。

○ **自己紹介**
  病院での自分の役割とともに名乗ります。
  (例)「本日担当いたします[医師／看護師／理学療法士など]の●●です」

○ **患者の氏名の確認**
  医療ミスを防ぐために、確認の協力をお願いします。
  (例)「お名前を確認したいのですが、◎◎さんでよろしいですか?」

○ **適切な対人距離**
  診察室・病室・リハビリ室などの環境に応じて座る位置や立ち位置を設定します(図2.1参照)。

○ **視線を合わせる**
  相手の目を見つめ過ぎない、かといって電子カルテばかり見ていない。適度に相手と視線を合わせます。相手の目の周辺を中心に、全体をとらえるようにすると良いでしょう。

○ **患者の話をさえぎらない**
  普段の対話パターン(第1章参照)にこうした傾向があるようでしたら注意しましょう。また、忙しくて時間にも気持ちにも余裕がないとき、こうした対応をとり

がちです。

　医学教育では、トレーニングとして模擬患者と医療面接を行います。その評価は試験(objective structured clinical examination: OSCE)によって行われますが、その評価項目の一部を参考として挙げておきます[4]。

- ○ 患者の苦痛や感情に配慮して共感を示す
- ○ 患者・家族の多様性に配慮する
- ○ 言語的および非言語的コミュニケーションの重要性を理解して用いる
- ○ 患者の経験を尊重し、患者が自らの価値観を明確にすることを支援する

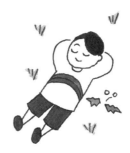

---

[4] 公益財団法人医療系大学間共用試験実施評価機構「臨床実習終了までに修得すること(CATO)」より抜粋

2.3 医療面接の実際

本章のまとめとして、下記の架空事例を見ていきましょう。初診時の患者と医師の対話です。

演習2-2 初めて来院した患者と医師の面接(2)

医師	はじめまして。担当いたしますEといいます。どうぞおかけください。改めて確認しますが、お名前はFさんでよろしいですか。
患者	はい、間違いありません。
医師	ありがとうございます。今日はどのようなことで来られたのですか？
患者	最近、頭痛が酷くて、どうにかならないかと思って来ました。
医師	それはおつらいですね。いつ頃から頭痛が始まりましたか？
患者	1週間くらい前からです。最初は軽い痛みだったんですけど、最近は特にひどくなってきて・・・
医師	そうですか、1週間前からですね。頭痛ですが、どのような感じの痛みですか？　たとえばズキズキするような痛みとか、締めつけられるような痛みとか。
患者	ズキズキするような痛みです。特に、右側が痛みます。
医師	ズキズキして、右側が特に痛むのですね。痛みの強さはどうですか？ 10段階で表すとしたら、どのくらいでしょう。
患者	6か7くらいです。普通の生活はできますけど、集中することが難しくなっています。
医師	なるほど、6から7の痛みですね。他に、頭痛が始まる前後で、何か気になる症状や出来事はありましたか？　たとえば、体調が悪かったとか、ストレスを強く感じることがあったとか。
患者	最近、仕事でストレスが溜まってて、寝不足気味だったかもしれません。
医師	ストレスと寝不足があったのですね。頭痛のとき、吐き気やめまいがあったり、光や音に敏感になったりすることはありますか？
患者	はい。ときどき吐き気がして、光がまぶしく感じることもあります。
医師	そうでしたか。今、お話を聞いた感じでは、偏頭痛の可能性が高いです。特に、ストレスや寝不足が引き金になっているのかもしれません。

患者	偏頭痛ですか…どうすれば良いですか？
医師	まず、症状を和らげるために生活習慣を見直してみましょう。たとえば、睡眠時間の確保、ストレスの管理、頭痛の発作時には暗くて静かな場所で休むことなどが効果的です。また、必要に応じて鎮痛剤や偏頭痛のためのお薬を処方することもできます。特に痛みが強いときは、早めにお薬を飲むことが大切です。
患者	わかりました。生活習慣の見直しと、お薬を飲むタイミング、ですね。
医師	その通りです。それから、日記をつけて、頭痛の頻度や強さ、お薬の効果などを記録すると治療の参考になります。次回の診察で、改善状況を確認しましょう。
患者	ありがとうございます。そうしてみます。
医師	何か不安なことやご心配なことがあれば、ご相談ください。

[医師は患者にどのような関わりをしていましたか]

[医師は患者に対しどのような観点から情報収集をしていましたか]

[医師のどのような関わりが患者との信頼関係構築に役立ちそうでしたか]

■キーポイント■

① 医療面接の主な目的は、症状の原因を探ることだけでなく、良好な患者―医療者の関係を築くことである。

② 言語的コミュニケーションばかりでなく、非言語的コミュニケーションが雄弁に物語るものがある。医療面接における医療者の態度や、面接での座る位置なども関係の構築に影響を及ぼす。

③ 医療面接では患者に関する情報を正確かつ丁寧に収集する必要がある。その際、症候の特徴をとらえるだけでなく、患者を取り巻く状況や患者の感情など、心理社会的側面に対しても理解するよう努める。

④ 互いに対する敬意をはじめ、医療者である以前に人間として人と関わるうえで基本的なことがらを大切にする。このことがより良い治療や支援の実現へと繋がる。

第3章

対話の基礎(1)

◆ この章のねらい ◆

□1 コミュニケーションの種類について学びましょう。
□2 治療的なメッセージと非治療的なメッセージについて学び、医療者の感情について意識しましょう。
□3 医療者に求められる条件から、医療面接で必要とされる基本的な態度について確認しましょう。

3.1 コミュニケーションの種類

　コミュニケーションには、**言語的なものと非言語的なもの**があります。言語的なものとは、文字通り言葉を介した他者とのやり取りを指します。一方、非言語的なものとはそれ以外の全般、たとえば表情であったり動作、態度、姿勢であったり実に多様です。

　人間は、言語や非言語を通じたコミュニケーションによって単に情報伝達をするだけでなく、ある感情を送ったり、感情を生じさせたりしています。言葉そのものからくる感情、言葉を発した声の質や音程、音量などからくる感情、非言語から発せられる感情など、実際は情報だけではなく感情のやり取りをしているともいえます。

　このことについて、心理学者のアルバート・メラビアンは興味深い研究を行いました。メラビアンは、**言語的メッセージと非言語的メッセージとが矛盾を呈し、どちらとも解釈できるような曖昧な状況で発せられた場合、どの要素をより多く**

受け取るかを明らかにしました[1]。これによると、**単に事実や用件だけを伝えるやりとりではなく、ある程度情緒的な交流を含む場においては、非言語的メッセージの方を発信者の感情として受け止める**傾向のあることがわかりました(図3.1)。日本のことわざにある「**目は口ほどに物を言う**(言葉を発しなくても目の表情や視線で多くのことが伝わること)」を実証した形です。日常のやりとりでも、言葉では「いいよ、気にしないでね」と言いつつ表情が強張っていた場合、「この人はまだ怒っている、許していない」と受け手は解釈すると思います。このように、単なる情報伝達だけではない二者間のやりとりにおいては感情が優位に伝わる、さらに、それは言葉よりも声や口調(聴覚)、表情や態度(視覚)の方を多く受け取る傾向にあることがわかります。

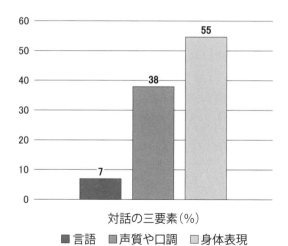

図 3.1 メッセージ伝達に占める割合
(Mehrabian, A. 1971. をもとに筆者作成)

---

[1] Mehrabian, A. (1971) *Silent messages.* Wadsworth Publishing Company. pp.75-80.

> **column：非言語的コミュニケーションの体験**
>
> グループワークのアイスブレーキング（メンバーの緊張を解いたり、後のワークで話し合いをしやすくしたりするための準備運動のようなもの）として用いられる「バースデーライン」というエクササイズで非言語的コミュニケーションを体験することができます。このエクササイズは、制限時間内（参加人数によりますが、おおむね1～2分程度で設定します）に誕生日（生まれた月日）の早い順から一列に並ぶものです。参加者には絶対に話さないことをルールとして伝え、制限時間内に1月1日から12月31日までの間で誕生日順に並んでもらいます。列が完成したら、先頭から順に誕生日を言ってもらい「答え合わせ」をします。間違えずに並ぶことができたら成功です！

3.2 治療的なメッセージとは

　前節において、患者―医療者の間で行われる医療面接では、情報としての言葉だけでなく感情も頻繁に行き来しており、さらに、受け手である患者は感情の方を優位に受け取る傾向のあることが示唆されました。このことを考えるにあたり、**患者は常に患者自身の過去の経験、人間関係の築き方、期待と恐れ、価値観などをフィルターとして医療者の情報に接している**という点を見逃さないようにします。つまり、医療者の言葉や表情、態度などは、患者の個人的なフィルターにかけられ、そのうえで患者独自の方法で「今、この場でのやりとり」を体験しているということです。

　したがって、医療者が伝えているものとは違った受け取られ方をしている、医療者が言葉に乗せた気持ちがそのまま伝わっていない、ということが起きがちであることに留意します。**医療者は、自身の発した言語的・非言語的メッセージが患者に対しどのような意味を与えているか、常に意識する**必要があります。つまり、

○ 医療者が発する言語的・非言語的メッセージは、患者によって意味づけられること
○ 医療面接において、患者は医療者の非言語的メッセージを優位に受け取る傾向があること

の2点を念頭に置くことによって、より誤りのない治療的メッセージについてはじめて考えることができるようになります。医療面接へ臨むにあたり、患者の心理社会的側面にも配慮する(第2章参照)ことの意味は、患者の内的体験および内的世界の理解のために必要となるのです。これらの観点をもたず、悪い意味で「医療者らしい言い方と態度」で患者やその家族と接する場合、受け手によっては非治療的メッセージを投げかけることになりかねません。その内容が医学的に正しいものであっても、それを伝える患者に対しどこか批判的な思いがあるときは、有益な医療情報ではないものが伝わりやすいのです。患者に対し治療的メッセージを送るために医療者ができることは、**患者を全人的に理解しようとし続けること、そして自分自身の感情に対し正直であること**といえるでしょう。

　対話する二者の治療的な関係について着目したのは、心理学者のカール・ロジャーズです。ロジャーズは「一致」という言葉で医療者の自己観察、自己検討の重要さを指摘しています[2]。**一致とは、関係のなかで現実に体験していることに気づき、それに対し正直であること**を指します。患者に対する反応と、その関係から生じた内的体験が一貫して調和していること、つまり、「医療者としての仮面をつける」ことと正反対のあり方のことです。医療者は、医療面接の場で起きていることに率直に向き合い、患者と医療者それぞれの内的体験を理解したうえで、より治療的となるメッセージを選んでいく作業が必要です。

---

[2] Rogers, C. R. (1957) The Necessary and Sufficient Conditions of Therapeutic Personality Change. *Journal of Counseling Psychology.* 21(2). pp. 95-103.

演習3−1 自分の内的体験に気づくためのチェック項目[3]

- ☐ 自分のなかにある感情を感じることができているか？
- ☐ 患者に支えが必要と感じたとき、患者を支えることができるか？
- ☐ 自分が怒りを強く感じているとき、それを表すことができるか？
- ☐ 自分の動揺を指摘されたとき、それを素直に認められるか？
- ☐ 自分が混乱していると気づいたとき、その状態を認められるか？
- ☐ いらだちのあるとき、そのことを口に出すことはできるか？
- ☐ 優しくあるのと同じように、力強くあることができるか？
- ☐ 状況がどうなるかわからないときでも、自発的でいられるか？
- ☐ 「専門家的な見かけ」から脱することができるか？
- ☐ 患者への応答において、勇気をもって自分自身でいることができるか？

［チェックをつけるなかで、どのようなことに気づきましたか？］

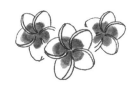

----

[3] Mearns, D. and Thorne, B. (1988) *Person-Centred Counselling in Action.* （伊藤義美（訳）『パーソン・センタード・カウンセリング』（2000） ナカニシヤ出版 p.97 をもとに筆者作成）

3.3 医療面接で求められること

　医療面接の主な目的は診断・治療のための情報収集ではありますが、その面接自体が治療の一部となることもあります（**第2章**）。ここでは、第2章で提示した医療面接の構成要素のうち**「患者─医療者間の信頼関係構築、および患者の感情に対する適切な対応」**について見ていきましょう。

　日常でも医療面接のなかでも、対話にはその人の「知・情・意」が含まれています。「知・情・意」とは「知性・感情・意思（願望）」を表します。対話のなかで、聴き手は話し手の「考えたこと」「感じたこと、あるいは感じていること」「願っていること」を自身のなかで明確に整理していきます。これにより、話し手の内的世界の理解に一歩近づくことができるようになります。ここで、医療面接を行うにあたり医療者に求められる条件と態度をいくつか挙げてみましょう。

（1）率直に、相手の立場で話すこと

　「この言葉を、この状況にいる人はどのように受け取るだろうか」と考えることができる力が必要です。英語圏の慣用句に 'put yourself in someone's shoes.'（相手の靴を履いてみなさい）というものがありますが、これは「あたかもその人が体験しているかのように、自分も体験する」という、共感的な関わりの基礎となる態度です。

（2）相手の感情を理解すること

　相手の感情を理解するために、相手へ確認することは重要です。「こういう気持ちでいるのかな」と相手に尋ねて「違う」と言われることを恐れずに、その人から答えを教えてもらうようにしましょう。なぜなら、その人の「知・情・意」は、その人が体験していることだからです。「当たった」「外れた」ことに一喜一憂することはありません。お互いにわかり合うための対話をする努力が、治療的コミュニケーションの実現につながります。

（3）相手の話に耳を傾けること

　相手の話を最後まで聞かずに先取りしてわかったつもりになることは、厳に戒めましょう。（2）でも説明したとおり、対話はクイズではないので「当たった」

ことを目指すことは誤りです。相手の話す内容のひとかたまり、句点(「。」)まで聴き終えることを心掛けましょう。

(4) 相手の話すことの背後にある"真意"に焦点をあてること

言葉だけでなく、感情を示す表情や動作などのサインからその言葉の背後にある"真意"を掴むように努めましょう。

(5) 相手を気遣うこと

今、目の前にいる人はどのような状況のなかで来ているのか、これまでにどのような経験をしてきたのか、何のために面接をするのか…相手の「知・情・意」をくみ取る関わりは、相手への気遣いとして非言語的に伝わります。

■キーポイント■

① 医療面接のように、情報交換だけでなく情緒的な交流も起こる場では言語以上に非言語的な要素が相手に強く伝わる傾向がある。
② 医療面接において、医療者の発するメッセージは患者によって意味づけられることを理解する。そのうえで、より治療的なメッセージは何かを模索し続けることが大切。
③ 患者―医療者の関係のなかで、医療者が自分自身に対して率直であることが治療的態度へと繋がる。
④ 医療者は、患者の世界を作り上げている現実を理解するように努め、それを十分尊重することができるかについて自身に問いかけることも治療的態度へと繋がる。
⑤ 悪い意味での「いかにも専門職然とした言動」は、患者―医療者間の良好な関係作りを阻む可能性が大きい。

第4章

対話の基礎（2）

◆ この章のねらい ◆

- □1 非言語的コミュニケーションと言語的コミュニケーションの実際について学びましょう。
- □2 コミュニケーションを促進する態度について理解しましょう。
- □3 「傾聴」とはどのような行為なのかについて学びましょう。

4.1 非言語的コミュニケーション

　非言語的コミュニケーションは言葉以外の方法で交わされるものですが、思いのほか雄弁であるため、関係構築を促進することも抑制することもあります。医療面接では、解釈モデルに基づきさまざまな感情を体験している患者と、医療者とが出会います。医療者は専門職ですので、自分自身の非言語的特徴や感情に気づき、それを適度にコントロールできるトレーニングを受けていることが望ましいのですが、それでも意識的にコントロールすることが困難な場面もあるでしょう。そこで、非言語的コミュニケーションの特徴を理解し、より良好な患者一医療者関係の構築を目指しましょう。

　日常生活のなかで交わされることの多い、代表的な非言語メッセージについて、次にまとめました。

表4.1 非言語的メッセージの一例 (筆者作成)

非言語的要素	肯定的メッセージ	否定的メッセージ
視線	適度に視線を交わす	視線の交わりを避ける
姿勢	相手に対してやや前かがみ 力の抜けた自然な印象	相手に対し横を向く 腕や足を組む
表情	穏やか・笑顔 興味・関心のある熱量 口角が上がる	無反応・不遜な笑顔 眉間にしわを寄せる 口もとをゆがめる
身体表現	熱意のこもった身振り	そわそわと落ち着かない
声	穏やかで聞き取りやすい 抑揚がある	威嚇的な大声 震える
物理的なもの	整然として話しやすい空間 相手に配慮した服装 やや近い距離	雑然として落ち着かない空間 清潔感のない身だしなみ 離れる、または極端に近い距離

　非言語的メッセージは、まず**表情**から、**次いで身体の大きな部位の表現、全体の雰囲気**へと相手に伝わっていきます[1]。言葉と表情が一致しているかどうかは、対話の早い段階でお互いに察知することに留意しましょう。これが一致していない場合、**相手は言葉で表されていないもの、つまり非言語的メッセージに込められた意図を探ろうとします**。相手に確実に言葉を届けたい場合、それに見合った表情に乗せて、適切な表現をすると良いでしょう。

　対話する二人の様子を第三者の視点から見ることで、その関係が良好なものかそうでないかも推し量ることができます。**表4.1**にある「姿勢」と「物理的なもの」に着目しましょう。人の話を聴く姿勢に「FELORの原則」というものがあります。「FELOR」とは、Face・Eye contact・Leaning・Open・Relaxのそれぞれ頭文字を合わせたもので、その具体的な内容は次のとおりです。

---

[1] Ekman, P. and Friesenm W. V. (1969) Nonverbal leakage and clues to deception. *Psychiatry.* 32(1). pp.89-105.

表 4.2 FELOR の原則 [2]

Face	話を聴くときには、相手の方に顔を向ける。相手に顔を向けるということは、相手を受け入れているという非言語的メッセージである。
Eye contact	相手にあたたかい眼差しを向け、相手に対し「関心をもって、わかろうと努めています」という意思が伝わるようにする。
Leaning	相手の方に身体を向け、身体を少し傾けて真剣に聴く。こうした姿勢は、相手の話す意欲を高める。
Open	心を開き、相手の話すことに興味・関心を示す。批判したり、誤りを指摘したりせず、相手の話をいったん受け入れる。
Relax	忙しくて時間がない、などと相手を急かせず、ゆったりとした態度で聴く。時間がない場合は、次の機会を約束するなどの配慮が必要。

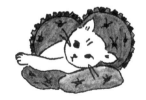

---

[2] 中野武房（編著） 2008『ピア・サポート実践ガイドブック』p.80 をもとに筆者作成

演習4−1　三人一組を作り、次のエクササイズを体験しましょう。

（1）「話し手」「聴き手」「観察者」を決めてください。
（2）「話し手」は「最近興味のあること」など、日常的な話題を1分程度話してください。
（3）「聴き手」は「話し手」の話を聞いている間、あいづちをうたず、ひたすら否定的な非言語的メッセージを送り続けてください。
（4）「観察者」は「話し手」と「聴き手」の雰囲気、様子について丁寧に観察してください。
（5）1分程度経過したらいったん対話をやめ、「話し手」は改めて同じテーマで1分程度話してください。
（6）「聴き手」はあいづちをうちながらFELORの原則にしたがった聴き方をしてください。
（7）「観察者」は「話し手」と「聴き手」の雰囲気、様子について丁寧に観察してください。
（8）それぞれの役割でどのような体験をしたか、感じたことや気づいたことを「話し手」「聴き手」「観察者」の順で伝え合い、三人で自由に感想を話し合いましょう。
（9）役割を変えて、(1)～(8)を行ってください。各メンバーが「話し手」「聴き手」「観察者」を体験したら終了です。

［話し手のときの気持ちや気づき］

［聴き手のときの気持ちや気づき］

［対話を観察したときの気持ちや気づき］

演習4-2 二人一組を作り、次のエクササイズ[3]を体験しましょう。

(1)「話し手」と「聴き手」を決めてください。
(2)「話し手」と「聴き手」は背中合わせ、またはともに同じ方向を見る前後一列で並びます。
(3)「聴き手」に大きな紙とペンを用意します。
(4)「話し手」は、図形①を「聴き手」に2分間で正確に伝えてください。
(5)「聴き手」は説明を聴きながら紙に図形を描きます。
(6)「聴き手」はわからないことがあっても「話し手」に質問してはいけません。
(7) 2分経ったら伝達をやめ、向かい合って紙を見せ、間違えた数を数えてください。
(8) 今度は、「話し手」と「聴き手」が向かい合って座ります。
(9)「話し手」は、図形②を「聴き手」に2分間で伝えてください。
(10)「聴き手」は説明を聴きながら紙に図形を描きます。
(11)「聴き手」はわからないことがあっても「話し手」に質問してはいけません。
(12)「話し手」は「聴き手」の様子を見ながら、「もっと左」などと指示を出してください。
(13) 2分経ったら伝達をやめ、間違えた数を数えてください。
(14) このエクササイズで感じたことや気づいたことなどを、自由に話し合いましょう。

---

[3] 滝充（編著）『ピア・サポートではじめる学校づくり：中学校編』pp42-45.をもとに筆者作成。

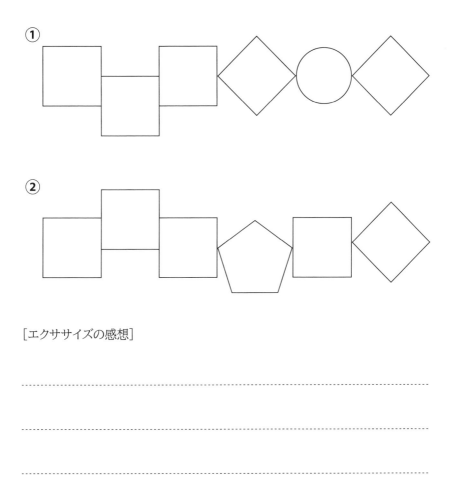

[エクササイズの感想]

> ### column：非言語的メッセージと「一致」
>
> 　対話は、言語的メッセージと非言語的メッセージとが絶えず飛び交い、そのときどきに応じて「話し手」も「聴き手」も反応をします。これは、医療面接でも同様です。しかし、医療面接には診断・治療という明確な目的があり、このため対話によってしっかりとした治療同盟(**第1章**参照)を作り上げる必要があります。そして、その鍵は解釈モデル(**第2章**参照)のすり合わせにありました。また、ここで問題となるのは、医療者の「一致」でした(**第3章**参照)。
>
> 　治療同盟を作り上げる、あるいは維持させる医療面接は、当然ながら医療という枠組みのなかで行われます。この枠組みが患者―医療者を取り巻き、これによって一定の安定と安全がもたらされています。このことを、心理学者のデーヴ・メアーンズは「制限的な規範」と表しています[4]。医療という枠組みによる「制限的な規範」によって患者―医療者の関係が安定します。一方で、こうした規範は安定と引き換えに患者や医療者の内的な世界の表出を制限します。このとき、主に言葉とは一致しない非言語的メッセージとして不意に漏れ出してしまうことがあるのです。

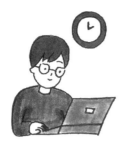

---

[4] Mearns, D. (ed) (1994) *Developing Person-Centred Counselling, 1st Edision*. SAGE Publications Ltd.（諸富祥彦（監訳）2000.『パーソンセンタード・カウンセリングの実際：ロジャーズのアプローチの新たな展開』p.114. コスモスライブラリー）

4.2 「受容」「共感」「傾聴」とは何か

　医療者には「受容」「共感」「傾聴」を「〜しなさい」という言葉とともに向けられることが多いのではないでしょうか。研修期間でも、専門職として医療現場に出たときも、指導者や先輩から指摘されたことのある人は少なくないでしょう。ここでは、対話の基礎の締めくくりとして「受容」「共感」そして「傾聴」について考えたいと思います。

　まず、医療者を含む対人援助職にこの概念が広まったきっかけである、心理学者カール・ロジャーズの言葉[5]を検討しましょう。

　ロジャーズは、来談者に対してセラピストが**無条件の肯定的関心**を提供する必要を説いています。これにより来談者は安心して自身の否定的な感情を探求することができるというものです。非難や批判を恐れずに来談者自身の「真実」と向き合うための必要にして十分な条件のひとつです。これを端的に表した言葉が「**受容**」です。また、ロジャーズは治療的な関係に必要な別の要素として**共感的理解**を挙げています。セラピストが来談者の内的体験を、あたかも自分の体験であるかのように知覚することができること、そして、そのときに感じ、理解したことを来談者に伝えることができること、これを共感的理解といい、端的に「**共感**」と表されているものです。

　「受容」も「共感」も、セラピストが来談者との対話の間に絶えず取り組み続ける態度そのものであり、決して来談者に「受容しています」「共感しています」と押しつけるものではありません。来談者のことをわかりたいと願い関心を向け続けるセラピストの内的な営みによって、来談者の変化と成長を生み出す土台となる雰囲気を作り出すものともいえるでしょう。したがって、**「受容」と「共感」は、来談者、医療面接でいえば患者やその家族がこれを提供されていると実感できなければ意味を成しません**。この点を誤ると、医療者の独善的な関わりを招く危険があります。踏み込んだ言い方をすれば、受容されたかどうか、共感されたかどうかを判断できるのは来談者（または患者やその家族）自身しかいないということです。

---

[5] Rogers, C. R. (1957) The Necessary and Sufficient Conditions of Therapeutic Personality Change. *Journal of Counseling Psychology.* 21(2). pp. 95-103.

そのため、**医療者は「受容」し続けようとすること、「共感」のための理解をし続けようとすることに注力する**必要があります。

　医療者が「受容」「共感」を実現させるための態度と方法に「傾聴」があります。傾聴（listening）は、来談者に話す場を提供し、その言語的・非言語的表現に積極的に注意を向けること[6]です。これまで概観してきた医療者の態度を総括するものといえるでしょう。傾聴というと、ただ相手の話を聴くだけという受動的な行為が想像されがちですが、実際は「積極的に耳を傾けること」、つまり**「傾聴（active listening）」**と理解する方がより適切です。すなわち、受動的な行為ではなく、能動的な行為であること、患者やその家族に対し関心をもち続け、これを言葉や態度で伝えながらときに質問し、ときに相手の内的世界をどう理解したか伝える行為、これが「傾聴」の本質です。ときどき、「話を聴くばかりで何もしてくれない」という不満の声を聞くことがありますが、これは、相手に対する積極的な関心と理解が不足していることからくるものと考えられます。いわば、相手の音声を「聞く」ことに留まっている状態といえるでしょう。**相手の言葉そのものだけでなく、その文脈や内的体験まで理解しようとし続ける行為が「傾聴」**です。

　「受容」や「共感」を基盤に、医療者として「傾聴」するためにはある程度のトレーニングが必要です。対人援助を行ううえで必要な技法であるともいえるでしょう。次章以降では、「傾聴」的態度を用いた関わり技法について学びます。

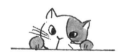

---

[6] Cooper, M. (2008) *Essential Research Findings in Counselling and Psychotherapy: The Fact are Friendly.* p.144.

■キーポイント■

① 非言語的コミュニケーションの質が、患者―医療者関係を促進したり抑制したりする。
② 非言語的コミュニケーションの特徴を理解し、意識することで、より良好な患者―医療者関係が構築される。
③ 医療面接では、患者やその家族に対し積極的な関心を向け、その解釈モデルとともに内的体験をも把握し、全人的な理解を目指すことで治療的な意味が生まれる。
④ 「受容」とは、医療者による患者やその家族に対する一貫した尊重を体現するものであり、単純に相手を好きになることとは異なる。
⑤ 「共感」とは、患者やその家族が内的に体験していることを正確に、そしてそれを感じながら理解することである。
⑥ 「傾聴」とは、患者やその家族に話す場を提供し、相手への積極的関心をもって言語的・非言語的表現に関わることであり、決して受動的な行為ではない。

第5章

関わり技法(1)

◆ この章のねらい ◆

- □ 1 関わりのための基本的な態度について整理しましょう。
- □ 2 治療的で質の高い医療面接を行うための関わり技法のうち、「質問」について学びましょう。
- □ 3 「質問」の種類と、目的にそった使い分けについて理解しましょう。

5.1 関わりのための基本的な態度

　医療面接では、患者へより良い治療を提供するために良好な患者—医療者関係を築くことを目指します。そして、それは関わりのための基本的な態度のうえに成り立ちます。関わりのための基本的な態度には次の5点が挙げられます(**表5.1**)。

　関わりのための基本的な態度が相手に伝わることによって、「自分はこの人に受け入れられ、わかってもらえている」と確信することができます。**「受容」とは技法ではなく医療者の態度であり、この態度のうえに医療面接のための関わり技法があると**理解しましょう(図 5.1)。

表5.1 関わりのための基本的な態度[1]

視線	患者(やその家族)に圧を与えず、患者の存在を気にかけていることや、関心のあることを示すようなあたたかな視線を向ける。
身体表現	FELOR の原則(**第4章**参照)を意識した姿勢や表情。患者が安心して自由に話せるようにうながすもの。
声	声の高さ、スピードに配慮する。早口の高い声は患者を委縮させ、ゆっくり過ぎる話し方は無関心であることを患者に印象づける。
知・情・意の理解	患者の話を聴きながら自分が何を話そうかとばかり考えない。医療者の都合で話題を変えてしまわぬよう、話の内容からその人の「知・情・意」(**第3章**参照)をくみ取るように、丁寧に耳を傾ける。
応答の観察	患者の言葉と表情や態度が一致しているかどうか。医療者と患者との間で、何が起きているのか。患者の様子を観察することで多くの手がかりを得る。

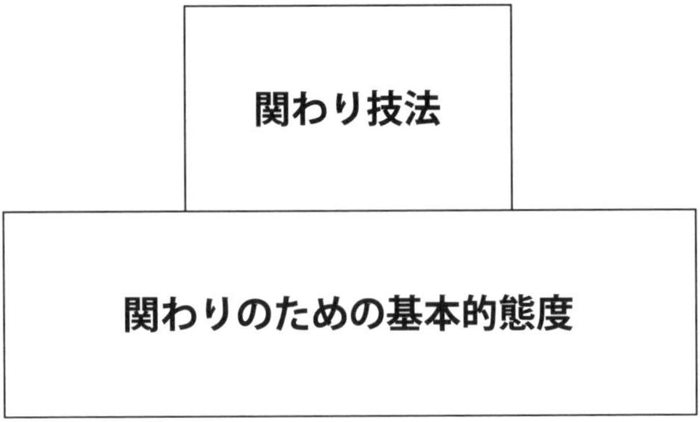

```
┌─────────────────┐
│   関わり技法     │
└─────────────────┘
┌─────────────────────────┐
│ 関わりのための基本的態度 │
└─────────────────────────┘
```

図5.1 基本的態度と技法との関係 (筆者作成)

---

[1] 福原眞知子(監修)『マイクロカウンセリング技法:事例場面から学ぶ』p.7(山本孝子)をもとに筆者作成

5.2 医療者の受け答え ―「質問」技法―

　言語的なコミュニケーションとは、会話の意味内容による伝達のことをいいます。医療面接において、言語的コミュニケーションも重要な位置を占めることは言うまでもありません。そこで、医療面接で患者の困りごとを理解し、向き合うための情報収集に欠かせない「質問」技法について説明します。

　「質問」技法には、次の3つがあります。

1. **開かれた質問（open-ended question）**
   患者に自由に健康上の問題や受診の理由について話してもらうときに用いる質問法です。開かれた質問は、患者にとって心理的負担が少なく、身体症状だけでなく心理社会的側面についても、自由な気分で話すことができます。
2. **閉ざされた質問（closed-ended question）**
   患者から短く、具体的な回答を引き出すため、「はい」か「いいえ」かのいずれか、あるいは、少数の限られた選択肢のなかから答えを選ぶようなタイプの質問法です。
3. **ソクラテス式質問（Socratic questioning）**
   患者に質問することで、患者自身が考え方や価値観などの真実へ到達できるよう導く質問法です。患者から多くの情報が得られるとともに、話題の焦点が明確になります。

　医療面接では、患者が医療者からの質問に答えることによって患者―医療者双方に何が問題であるかの理解が深まったり、さらに具体的な問題解決策が見えたりすることがあります。たとえば、「元気になりたいです」と患者が言った場合、**その人が元気になるとは、何がどのように変わり、何ができるようになることなのか、ということを明確にする**必要があります。そうでなければ、患者の「元気な状態」と医療者の「元気な状態」との理解が食い違ったまま話が進み、結果として患者の言う「元気な状態」が実現できるかどうかの話し合いができなくなってしまいます。

具体的な答えを導くためには、3つの「質問」技法を組み合わせ、数字で答えられるようにしたり、何がどのように変化することなのかを明確にしたり、どんな行動ができると目的が果たせるかを箇条書きにしたりすることも効果的です。数字や具体的行動によって明確化、現実化が進み、これに応じて治療目標も明確で現実的なものに定まっていきます。

「質問」技法を用いるうえで、注意すべき点を以下に挙げます。

（ア）患者の言葉の意味が、医療者の考える言葉の意味と必ずしも同じとは限らない。
（イ）患者の曖昧な言葉は、できるだけ具体的なものにしなければならない。
（ウ）一度に多くの質問項目を含めない。
（エ）誘導的な質問をしてはならない。
（オ）二者択一を迫ると、尋問のようになりやすく、患者の心理的負担が増す。

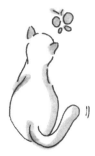

演習5−1 次の質問は、「開かれた質問」「閉ざされた質問」どちらに該当しますか？

（解答例 ☞p.87）

1	好きな食べ物は何ですか。	開かれた質問 ／ 閉ざされた質問
2	昨日、最後にお食事を摂られたのは何時ですか。	開かれた質問 ／ 閉ざされた質問
3	痛みがあると感じることはありますか。	開かれた質問 ／ 閉ざされた質問
4	他にはどのような痛みや症状がありますか。	開かれた質問 ／ 閉ざされた質問
5	リハビリをしていて、どのような効果を感じていますか。	開かれた質問 ／ 閉ざされた質問
6	退院の日はもう決まりましたか。	開かれた質問 ／ 閉ざされた質問
7	どのような姿勢が楽ですか。	開かれた質問 ／ 閉ざされた質問
8	ご家族との関係についてどう思われますか。	開かれた質問 ／ 閉ざされた質問
9	そのことについて、もう少し話していただけますか。	開かれた質問 ／ 閉ざされた質問
10	最近、リラックスできる時間はありましたか。	開かれた質問 ／ 閉ざされた質問
11	いつごろから痛みを感じ始めましたか。	開かれた質問 ／ 閉ざされた質問
12	今日はどのようなことでいらっしゃいましたか。	開かれた質問 ／ 閉ざされた質問
13	このこと以外に、何か試されたことはありましたか。	開かれた質問 ／ 閉ざされた質問
14	昨夜はよく眠れましたか。	開かれた質問 ／ 閉ざされた質問
15	体調はいかがですか。	開かれた質問 ／ 閉ざされた質問

「開かれた質問」か「閉ざされた質問」かといった形式的なことだけではなく、**患者のどのような状況に焦点をあてているか、何を目的とした質問か**、たとえば、情報収集か、それとも相手の気づきをうながすための質問か、などについて十分意識しましょう。質問をするにあたり、まず、**質問の意図を自覚し、そして患者の様子に合わせて「質問」技法を選択する**、という順番で組み立てましょう。また、**質問をする前に、患者の話の内容や感情に対し支持的に関わる言葉を入れる**と良好な関係作りに役立ちます。

演習5-2 次の架空事例を読み、医師の発言①〜④についてそれぞれ質問の種類（「開かれた質問／閉ざされた質問」）とその意図を考えてみましょう。

（解答例 ☞p.87）

医師	はじめまして、Gといいます。よろしくお願いします。どうぞおかけください。改めて確認いたしますが、お名前はHさんでよろしいですか。
患者	はい。
医師	年齢はおいくつですか。
患者	70歳です。
医師	今日はどういったことでおいでになったのですか。
患者	はい、少し動いただけで息切れがして、心配になったものですから。
医師	少し動くと、息切れがするのですね。
患者	はい。
医師	**その「少し」というのはどのくらいですか。たとえば、歩く距離であるとか、階段を上がるときであるとか。①**
患者	平らなところでも、休み休みでないと、100mも歩けません。
医師	それはつらいですね。しばらく休むと息切れはおさまりますか。
患者	はい、10分も休めば大丈夫です。
医師	**そういった症状はどのくらい前から続いていますか。②**
患者	半年くらい前から、こんな感じになったと思います。
医師	**そのときから今日まで、症状に変化はありませんか。③**
患者	いいえ、半年くらい前はこんな感じではありませんでした。
医師	半年の間で、だんだん歩ける距離が短くなって、苦しさも増している、ということでしょうか。
患者	はい、その通りです。
医師	わかりました。少し、普段のご様子について教えてください。**煙草は吸われますか。④**
患者	1日1箱くらいですかね。
医師	1日1箱くらい…それは何年くらい続いていますか。
患者	もう40年以上になります。
医師	お酒は飲まれますか。
患者	お酒はそんなに飲まないです。

[解答]

① **質問の種類:** 開かれた質問　/　閉ざされた質問

　質問の意図: _____

② **質問の種類:** 開かれた質問　/　閉ざされた質問

　質問の意図: _____

③ **質問の種類:** 開かれた質問　/　閉ざされた質問

　質問の意図: _____

④ **質問の種類:** 開かれた質問　/　閉ざされた質問

　質問の意図: _____

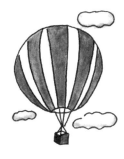

次に、「ソクラテス式質問」について見ていきましょう。「ソクラテス式質問」は、患者の話のどの部分に焦点をあてるかによって、その後の話の展開が変わる特徴があります。

例）「上司から不当に評価されている気がするんです。自分なりに頑張っているのに、成果を認めてもらえないどころか、むしろ他の同僚よりも低く見られている感じがします。同僚たちが褒められている姿を見て、正直、やる気がどんどん削がれていっているのがわかります。努力が無駄に感じてしまって、このまま仕事を続ける意味があるのか悩んでいます」

A. 話し手自身に焦点をあてる
「上司からの不当な評価によって努力が無駄に感じられているのですね。やる気が削がれているということですが、今、どんな気持ちなのか詳しく話していただけますか」
〈閉ざされた質問＋感情に対するソクラテス式質問〉

B. 話のテーマに焦点をあてる
「上司から不当な評価をされているということですが、具体的にお話していただけますか」〈開かれた質問＋出来事に対するソクラテス式質問〉

C. 話題に出てきた他者に焦点をあてる
「上司の方のことをもう少し知りたいのですが、教えていただけますか」
〈開かれた質問＋思考に対するソクラテス式質問〉

D. 今ここでの関係に焦点をあてる
「お話をうかがっていて、何かお役に立てれば良いなと考えています。どのようにすれば、最も良い形でお話を進めることができるでしょうか」
〈開かれた質問〉

「質問」技法を用いる際、どこに焦点をあてるかによって患者は多角的な視点から問題を見ることができ、見通しの域を拡げることが可能となります。同時に、たと

えば「その問題を解決するには思ったより多くの困難がある」といった、現実的な側面に対する理解が増すこともあります。個人個人がその問題についてよく考えるためには、患者の知・情・意とともに患者を取り巻く環境など複数の焦点付けを行いながら、患者の考える力を活性化し、対処への気づきをうながします。

演習5-3 次の架空事例を読み、支持的な言葉に続けてソクラテス式質問をひとつ考えましょう。その際、母親の［思考・感情・意思・出来事］のどこに焦点をあてたのかも書きましょう。

　小学3年生のIさんの母親は、担任から、学校でのIさんの行動に気になる点が多いので一度専門機関へ相談するよう勧められ、来談した。
　Iさんは授業中落ち着きがなく、担任の話を聴いている様子もみられない。成績もクラスでは下位の方だという。自宅では、母親が注意しても無視することが多く、何をするにもやる気を示そうとしない。勉強も、母親が側についていないとしないので、母親はとても困っている。母親は仕事をしているため、Iさんの面倒は姑である義母が見ている。「私は結婚してからもずっと働いているので、Iの世話はすべて姑に任せていました。私は姑と折り合いが悪く、お互いに口をきくこともめったにありません。家に帰ると不満がたまり、ついIに厳しく叱ることが多かったので、それでIがこんなふうになったのではないかと思います」という。また、「これからどうしたら良いのでしょう。Iは良くなるんでしょうか」と心配そうに尋ねる。

［解答］

支持的な言葉：＿＿＿＿＿＿＿＿＿＿＿＿＿＿＿＿＿＿＿＿＿＿＿＿＿＿＿＿＿＿＿＿＿＿

母親の＿＿＿＿＿＿＿に焦点をあてた質問：＿＿＿＿＿＿＿＿＿＿＿＿＿＿＿＿＿＿＿＿

＿＿＿

column：質問の種類と座る位置との関係

　質問の種類にはそれぞれ特徴があり、使用する場面によって上手に選択すると良いでしょう。**「閉ざされた質問」**は、端的な回答を引き出すため、日時などの事実確認や効率的に情報を収集するときに用いられます。しかし、連続して何度も使用すると問い詰められている印象を与えるため、相手との関係性構築にはどちらかというと不向きな「質問」技法です。**「開かれた質問」**は、相手から多くの情報を得られるうえ、話し手と聴き手の二者間の関係を構築しやすくしたり、話し手自身が話しながら思考を深めたりすることができます。しかし、話の内容次第でどの方向へ展開していくのかが不明瞭であるため、的を絞った情報収集や時間に制限のある場面では余裕をもった対応が難しくなることもあります。**「ソクラテス式質問」**は、聴き手側が焦点を絞って質問し、話し手は説明しながら内省することが期待できます。一方で、気分が落ち込んでいるなど話し手の心的エネルギーが十分でなかったり、意欲が減退していたりするときには、話し手に負担をかけてしまうこともあります。

　このような言語コミュニケーションに**第2章**で説明した非言語的コミュニケーションを組み合わせると、より目的のはっきりした面接を構成することが可能です。たとえば、**「向かい合って座る」**位置取りで**「閉ざされた質問」**を続けざまに行うと、尋問や取り調べなど対立的な意味合いが生まれてきます。映画やドラマの事件物にはこのようなシーンが出てくるため、容易に想像することができるでしょう。逆に、近い距離で**「隣り合って座る」**位置取りをし、**「関わりのための基本的態度」**に乗せて**「開かれた質問」**をしていくと、親密さを深めることが可能になります。ただし、同じ位置取りでも**「閉ざされた質問」**を重ねていくと、その場から親密さが失われてしまうので注意が必要です。

■ キーポイント ■

① 医療面接において良好な患者—医療者関係を築くためには、まず医療者の受容的態度が求められ、それを基盤に関わりの技法が加えられる。
② 「質問」技法には「開かれた質問」「閉ざされた質問」「ソクラテス式質問」の3つがあり、それぞれ目的にそって使い分けると効果的である。
③ 医療面接において医療者が患者に投げかける質問は、すべて意図的なものでなくてはならない。
④ 知・情・意など患者の内的世界や、患者を取り巻く環境に対し、多角的に焦点をあてることで問題の明確化や現実的側面への気づきをうながすことが可能となる。

第6章

関わり技法（2）

◆ この章のねらい ◆

- □1 患者—医療者関係をより良好にしながら、医療面接をさらに充実させるための技法について学びましょう。
- □2 「言い換え：伝え返し・感情の反射・要約」「はげまし」について、その用い方とともに理解しましょう。
- □3 患者の表現水準に合わせた、効果的な関わり技法の用い方について考えましょう。

6.1 言い換え（伝え返し・感情の反射・要約）

医療面接において、患者やその家族の話を「積極的に聴く」ためには、基本となる態度が基盤となり、そのうえに関わり技法が成り立っていることを確認しました（第5章参照）。「質問」技法だけでは十分な治療関係を結ぶことができないため、その他の関わり技法を習得する必要があります。そこで、本章では**「言い換え」**技法について見ていきましょう。

「言い換え」技法には、次の種類があります。

1. **伝え返し**（restatements）
   患者の話からキーワードを抽出し、そのまま伝え返す、あるいは繰り返すこと。
2. **感情の反射**（reflection of feelings）
   患者の言語化されない感情に焦点をあて、それに触れながら伝え返すこ

と。
   3. **要約（summaries）**
   面接の中ごろやひとつの話題の区切りとなるところで、それまでの内容を端的にまとめること。

　「伝え返し」はオウム返しなどと揶揄されることもありますが、「積極的に聴く」ためには不可欠なものです。**聴いたそばから、相手の言葉をそのまま返せばオウム返しとなり、相手は不快感を覚えます**。「伝え返し」は、聴きながら話の核心を掴みとり、これをそのまま、あるいは少し変えた表現で返すものです。一番の目的は、「あなたの話の大切な部分を聞き流さずに聴いています」と非言語的に伝えること、さらに「あなたの話の核心はここにあるのですね」と非言語的に確認することです。そのため、過度にアレンジした言い方では、話し手に「何かしっくりこない感じ（わかってもらえていない感じ）」といった違和感を生じさせてしまいます。

　話し手は話した内容を勝手に変えられることに対し不快感を覚えることもあります。たとえば、これまで自分が描いた絵に他の誰かから無遠慮に書き足された経験はありませんでしたか？　上手に「伝え返し」ができなかったときの相手の気持ちは、そのときの気持ちに近いものがあります。**その人の使った言葉は大切なその人の表現である**、と考えると、勝手にアレンジしたり聴き手流の言い方にしたりすることはできなくなると思います。

　「感情の反射」は、たとえば患者が唇を噛みしめる様子を見たとき、「今、悔しさが込みあげてきているように見えます」とその感情を言語化することで患者の内的世界を互いに理解するために用います。**「感情の反射」に「開かれた質問」を加えると、患者はその内的世界を自由に話すことが可能になります**。したがって、患者の様子を敏感に察知する力、そして感情に関する語彙を増やすことが必要です。日常生活では、「すごい」「マジ」「ヤバい」などという言葉ですべての感情を言い表せることもありますが、医療面接では言語・非言語による細やかなやり取りが求められます。感情を表す言葉の一例を次に挙げます（**表 6.1**）。

表6.1 感情を表す語 [一例] (筆者作成)

嬉しい	喜ばしい	悲しい	恐ろしい	楽しい
寂しい	不安だ	興奮した	落ち着いた	懐かしい
恥ずかしい	驚いた	困惑した	憂鬱な	いらいらする
安心した	焦った	幸せな	優しい	心強い
屈辱的な	悔しい	勇敢な	落ち込んだ	心配な
心細い	失望した	圧倒された	切ない	照れくさい
腹立たしい	緊張した	仕方がない	がっかりした	感謝している
信頼できる	楽観的な	嫉妬深い	ドキドキする	面目ない

「要約」は、患者の話の内容を端的にまとめ、自分の理解が正しいかどうかを尋ねることで問題点を絞り込むために用います。

ときに、饒舌な患者の訴えに対し面接時間を長引かせてしまうこともありますが、「言い換え」技法を用いることによって面接過程を活性化させ、患者の状況や気持ち、物の見方を明確にしながら、医療面接を効果的に展開させることができるようになります。「言い換え」技法について心理学者のミック・クーパー(2009)はその効果研究を総合し、「言い換え」技法に関する来談者の否定的な反応はほとんどなかったこと、一方で、それが面接に望ましい効果をあげているかどうかの直接的な因果関係があるとまでは断言するに至っていないとしています[1]。

6.2 はげまし

第1章で紹介した治療効果に関する要因の研究によれば、患者自身の「良くなりたい」「きっと良くなる」という思いが、その後の治療に肯定的な影響を与えています。その場合、医療者の「はげまし」は大きな効果を発揮すると考えられます。

「はげまし」とは、患者の取り組みに対する肯定的なフィードバック全般を指します。言葉によるものだけでなく、表情など非言語的なものもこれに含まれます。患

---

[1] Cooper, M. (2008) *Essential Research Findings in Counselling and Psychotherapy: The Fact are Friendly.* p.145.

者が治療に対し積極的に参加していること、リハビリテーションを継続していること、生活習慣を変えようと努力し続けていること、これらに対し率直に医療者の感情を伝えていきます。また、言いたいことがありながら言いよどんでしまっている患者やその家族に対し、優しく発言をうながすような関わりもこれに相当します。**「はげまし」を用いる際は、治療に寄与するもの、患者─医療者関係を築くためのものであることを意識**します。したがって、うわべだけの言葉がけとは異なる点に注意が必要です。

では、架空事例を通してこれまで学んだ技法（「質問」「言い換え」「はげまし」）の用例を見ていきましょう。

医療者	こんにちは、Jさん。膝の調子はいかがですか？ [開かれた質問]
患者	まだ痛みが続いています。特に階段を上るときがつらいです。
医療者	階段を上るときが特につらいんですね。[感情の反映] 普段の歩行はどうですか？ [開かれた質問]
患者	歩くのは少しマシですが、長時間歩くとやっぱり痛くなります。
医療者	なるほど、歩くのは多少楽でも、長時間歩くと痛みが出るんですね。[伝え返し]
患者	はい、その通りです。
医療者	膝の痛みを和らげるために、これまでどのようなことを試されましたか？ [開かれた質問]
患者	湿布を貼ったり、痛み止めを飲んだりしていました。でも、あまり効いている感じはしません。
医療者	湿布や痛み止めを試されたんですね。でも、効果があまり感じられない。[伝え返し]
患者	そうなんです。もう少し何かできることはないかと思って。
医療者	階段を上がるときや長時間歩くとき、痛みが続いていて不安を感じられているようですね。もう少し何かできることはないかと思っていらっしゃる。[感情の反映＋要約] 引き続き、リハビリやストレッチ、そして必要であれば他の治療方法も一緒に検討していきましょう。[はげまし]
患者	そうですね。頑張ってみます！
医療者	リハビリも無理のない範囲で少しずつ進めていきましょう。一緒に頑張っていきましょう！ [はげまし]

ここで気づかれたと思いますが、関わり技法は「言い換え」「はげまし」による支持的な受け止めの後、「質問」により情報を収集する、という用い方をします。つまり、

支持的に受け止めた後、質問によって情報を得る。

というパターンで対話を進めていきます。対話はキャッチボールに例えられることが多いのですが、[受ける・投げる・受ける]の繰り返しはまさにその例え通りであることがわかるでしょう。

6.3 発言内容の表現水準

　日常会話とは異なる医療面接では、その発言内容に表現水準のあることが指摘されています[2]。ここでは、医療者や患者の考えや意見、問題、置かれている状況や環境などに関することがらについて、表現水準をもとに整理していきます。

表6.1　発言の表現水準[3]

	Level.1 知的・表面的 ←	Level.2	Level.3 → 体験的・内面的
医療者が患者に対して話す	■ 話題や発言内容に関して「伝え返し」などしながら明確化をする ■ 患者自身の意見や考えを尋ねる	■ 内容の理解を深めるため、「質問」をしながらより詳しい説明を求める	■ この場で話していて起きてきた患者の考え方の変化に触れる
患者が医療者に対して話す	□ 治療方針など話題に関して意見や考えを述べる □ 事情・状況を説明する	□ 知的に理解する □ 具体的な考え方や考えの変化とその過程について話す	□ この場で話していて新しく見出した考え方や感じ方、願望などを話す

---

[2] 小林純一（1979）『カウンセリング序説：人間学的・実存的アプローチの試み』pp.104-108.
[3] 注2文献に基づき筆者作成

この分類では、左側に行くほど表面的かつ知的な表現となり、右側に行くほど体験的・内面的な表現、つまりより深い表現水準になることを示しています。事実確認に留まったり、現状を理論立てて説明したりする段階は **Level.1** での発言、対話であるということです。また、**Level.1** は関係が十分構築されていない段階や、患者やその家族が医療者に対し防衛的であるときの表現水準でもあります。時間経過とともにその表現水準が **Level.1** から **Level.3** に移行するなかで、徐々に患者―医療者の関係や信頼感が深く強いものへと変化していることがわかるでしょう。

■キーポイント■

① 「言い換え」技法は主に患者やその家族と支持的に関わるために有効なものである。同時に、医療者が患者やその家族の訴えを正確に理解しているかどうかを確かめるためのものでもある。

② 「言い換え」技法を用いるとき、医療者は自身の理解に誤りがないかどうか十分に確かめる機会になることを意識する。このとき、正解することばかりに気持ちを向けないことが重要。むしろ、不正解だったときに相手の真意に近づくチャンスが訪れる。

③ 治療をより効果的なものにするために「はげまし」技法がある。しかし、医療者の言葉と感情が不一致の場合、非言語的メッセージの方がより強く伝わるため、効果は半減もしくは治療に悪影響を及ぼす点に注意する。

④ 関わり技法を用いた医療面接は、支持的に受け止めた後、質問による情報収集の積み重ねによって構成される。

⑤ 医療面接では、患者―医療者の発言内容の表現水準にも留意する。表面的・知的表現に留まっているときは、防衛的であるなど信頼関係が構築されていないことを考慮する。

第7章

関わり技法(3)

◆ この章のねらい ◆

- □1 医療面接における医療者の共感的な関わりの深さについて理解しましょう。
- □2 関わり技法を用いた基本的な医療面接のスタイルを学びましょう。
- □3 医療面接における対応のポイントをまとめましょう。

7.1 共感的な関わりの深さ

　第4章で見てきたとおり、医療面接において「共感」とは技術ではなく態度、すなわち、患者を全人的に理解するために関わり続ける共感的態度が基盤であり、これによって患者が共感的理解を体験することが重要でした。ここでは、医療者の共感的な関わりの深さを表す尺度を紹介し、実際のやり取りに応用していきましょう。

　心理学者のチャールズ・トルァックスとロバート・カーカフは、面接の評価と専門職のトレーニングを目的に共感的な関わりの深さを表す8つの水準を開発しました[1]。これを受け、心理学者のデーヴ・メアーンズとブライアン・ソーンは8つのうち4つの水準で共感的反応の違いは十分説明可能であるとしました[2]。そこで、これらの知見に基づき、医療面接における共感的な関わりの深さを提示します(**表7.1**)。

---

[1] Truax, C. B. and Carkhuff, R. R. (1967) *Toward Effective Counseling and Psychotherapy.*

[2] Mearns, D. and Thorne, B. (1988) *Person-Centred Counselling in Action.* 伊藤義美(訳)2000.『パーソン・センタード・カウンセリング』p.50.

表7.1 共感的な関わりの深さ[3]

水準0	患者が表出した感情を理解していない。患者の感情とは無関係な論評、批判的反応、助言の提供、傷つけるまたは拒絶する反応。 **医療者の態度：非援助的・批判的・患者を支配することで得られる自己満足**
水準1	患者の表面的な感情に対する部分的な理解。医療者が行う「伝え返し」は、患者の感情や体験のうちいくつかをはずし、十分にくみ取れていない。 **医療者の態度：非援助的・的を外した不適切な助言・一方的な助言の押し付け**
水準2	患者が表出した感情や思考に対し、医療者が理解と受容的態度を示している。医療者の関わりにより、患者は内面の感情がより明確になる。 **医療者の態度：援助的・促進的・関係を構築**
水準3	患者の、表面的なその時点での理解を超えたレベルで理解している。医療者は患者の内側の深い部分にある感情を理解し、患者にもこのことが伝わっている。 **医療者の態度：援助的・開発的・問題の焦点化・協働による問題解決**

医療者が援助的な関係を構築するためには、「**水準2**」以上の関わりを目指すことが求められます。また、「**水準0**」の関わりは患者にとって非援助的であるばかりでなく、ときに心理的・精神的に悪影響を及ぼす可能性もあるため注意が必要です。

次に、**表7.1**にしたがって共感的な関わりの深さに応じた対応例を見ていきましょう。

例 新人の看護師について、病棟の師長が心理職に相談に来ました。

「新しい看護師が入職して来たので、みんなで協力してより良い看護ができるよう声を掛けるようにしていたんですけど、みんなと一緒に仕事をするのが嫌みたいで、何でも一人でやろうとして困っているんです」

---

[3] Truax, C. B. and Carkhuff, R. R. (1967) と Mearns, D. and Thorne, B. (1988)をもとに筆者作成

水準0:「まあ、人にはそれぞれ好き嫌いがあるから、あまり干渉しない方がいいんじゃないですか」

☆ 話し手(師長)の感情に配慮せず、自分の考えを伝えている。また、話し手には批判的に聞こえる可能性もあり、決して共感的な関わりとはいえない。

水準1:「それは困った人ですねえ」

☆ 話し手(師長)の感情に表面的な共感を示しているようであるが、どこか他人事のようにも聞こえる。話し手が本当に伝えたい感情や思いをくみ取れていないため、「わかってもらえた」と感じる可能性は低い。

水準2:「師長が親切に声掛けをされているのに、拒否されている態度をとられ続けているので、残念に思っているんですね」

☆ 話し手(師長)の話す内容と、これに込められた感情や思いを正確に伝え返している。ただ、あくまで表面的な部分での理解に留まっているため、さらに表出をうながしより深い部分で理解するための関わりが必要。

水準3:「師長が積極的に声掛けをなさって、より良い看護を目指そうとされているのに、その看護師が協力的でないので困っておられるんですね。師長が不満に思われるのも無理はありませんね」

☆ 話し手(師長)の話した内容を正確に理解し、そのときの感情をくみ取った応答。話し手が気づいていない部分での感情を伝え返すことで、話し手自身により深い理解がもたらされる。

「水準2」「水準3」では、話し手が「そうなんです」「はい」「そのとおりです」など肯定的な反応を示し、さらに話を深めていきます。これが、促進的な関わりといわれる理由です。反対に関わりが浅く、気持ちをくみ取っていない的はずれな応答をすると、話し手は「そうでしょうか」「だけど」「でも」など否定的な反応を示し、関係が深まることはありません。治療のための情報収集や、実際の治療場面にお

いてこうした対応が積み重なると、患者―医療者関係は毀損され、治療によってもたらされるはずであった患者の利益の損失につながります。

演習7-1 次の各発言に対し、「水準2」または「水準3」の応答を記しましょう。

高校生：「部活やバイトは楽しいけれど、家に帰ると親から『勉強しないと大学に入れないぞ』ってうるさく言われて、このごろ全然口をきいてないし、家に帰るのも嫌なんだ」

中学生の母親：「最近、子どもが反抗ばかりしていて、全然言うことを聞かないんです。学校でも授業中に抜け出したり先生の言うことを聞かなかったり、とても手に負えないって先生は言うんです。このまま放っておいたら非行に走るんじゃないかと、心配で夜も眠れません」

7.2 患者—医療者関係を重視した面接

　これまで、医療面接における患者—医療者の関わりについて、基本的態度といくつかの技法による展開を見ていきました。これらは、残念ながら頭で理解すればすぐに実践できるものではなく、日常生活のなかで自身の対応に少し意識を向けてみたり、仲間同士での役割演技(role-playing)を何度もしてみたりしながら体得していくものです。また、この学びは専門職である以上、継続的に取り組む必要もあります。なぜなら、出会う患者ひとりひとりによってその対応も変わってくるからです。患者が直面している問題、患者を取り巻く環境、患者の個性など、ひとりひとりは全く違う存在です。医療者は、そうした個性をもつ患者ひとりひとりに対し全人的な関わりを試み続ける必要があります。そうして構築された関係は、きっと患者に対する最上の支援を提供することに繋がることでしょう。

　関わり技法のまとめとして、患者—医療者関係を重視した面接のポイントを挙げましょう。

○ 「話す」ことよりも「聴く」ことを心がける
　「聴く」ことには、話し手である患者自身の整理や言語化されなかったものへの気づきをうながす効果があります。これにより、患者—医療者間の解釈モデルの折り合いも可能になります。聴き手の感情や価値観をいったん棚上げして、まずは目の前の患者の話に耳を傾けること。さらに、その患者の非言語的メッセージにも注意を払います。「話す」ことに意識を向けてしまうと、批判や命令、説得、間違いの指摘など、医療者の価値観を押しつける面接となりかねません。まずは「聴く」こと。丁寧に「聴く」ことが大切です。

○ 相手に対し、関心のあることを態度で伝え続ける
　医療者の非言語的メッセージは軽視できません。患者に対し労りの言葉がけをしながらも、気持ちは時間に追われて気もそぞろというとき、患者には後者の方が強く伝わります。時間に追われている場合、そのことを率直に伝え、改めて話のできる機会をもつなど、医療者が自身に対して率直であること、ごまかしのないことが大切です。このことと、患者やその家族に対し常に関心のあることを伝え続けていくことは、医療者が意識して取り組めるものです。

○ 患者を取り巻く環境にも目を向け、全人的な理解を目指す

目の前にいる患者がどのような人であるのか。単に「症状を訴えている人」だけの理解で十分なのか。たしかに、対症療法的な関わりもありますが、「その人」を中心に据えた全人的な関わり、全人的な治療の提供を模索することも医療の重要な使命です。患者の治療とその予後には、社会的役割・社会的機能の維持が影響すると指摘されています[4]。また、家庭・学校・職場への介入が必要と判断された場合は、問題に応じた専門職との協働も検討します。

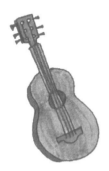

---

[4] Ramon, S. (2018). The Place of Social Recovery in Mental Health and Related Services. https://doi.org/10.3390/ijerph15061052., Roosenschoon, B. J., Kamperman, A. M., Deen, M.L., *et al.*, (2019) Determinants of clinical, functional and personal recovery for people with schizophrenia and other severe mental illnesses: A cross-sectional analysis. https://doi.org/10.1371/journal.pone.0222378.など

column：チーム医療

　医療の複雑化・高度化にしたがって、医師一人がすべてを担う医療から多岐にわたる専門職がともに関わる**「チーム医療」**へと医療現場の考え方が変わってきました。また、患者やその家族のニーズの高まりからも「チーム医療」を求める声は大きくなっています。

　「チーム医療」では、異なる専門性と経験、技術を有する専門職が、互いの専門性を理解し尊重しながら治療にあたることが推奨されています。総合病院などでは、病棟カンファレンスのなかで情報を共有したり専門的知見から助言したりして、心身とも多角的に治療へあたることもあります。なかでも、児童虐待が疑われる症例では、小児科医のほか、身体科医、精神科医、看護師、ソーシャルワーカーなどがその都度ミーティングを開き、治療とともにその後の包括的支援にも関わります。

　「チーム医療」は、今後もさまざまな要請に応じながら試行錯誤を経て新しい体制が構築され続けるものと考えられます。そして、医療者間においても相互に関わりの基本態度、関わりのための技法を意識することでより確かなチームの構築が期待されます。

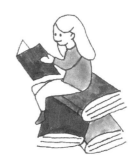

演習7−2 次の対話例にある指示にしたがって、関わり技法による発話を記入しましょう。

（解答例 ☞p.87）

医師	Kさん、どうぞお入りください。
患者	よろしくお願いします。
医師	担当します内科のLです。よろしくお願いします。 【① 開かれた質問：　　　　　　　　　　　　　　　　　】
患者	最近、どうにも調子が悪くて…
医師	【② 開かれた質問：　　　　　　　　　　　　　　　　　】
患者	とにかく身体がだるくて、よく眠れません。
医師	そうですか、それはおつらいですね。いつ頃からそのような状態なのですか。
患者	10日くらい前からです。
医師	【③ 閉ざされた質問：　　　　　　　　　　　　　　　　】
患者	ええ、だるさは続いています。
医師	食欲はありますか。
患者	あまりありませんが、無理して食べるようにしています。
医師	【④ 伝え返し：　　　　　　　　　　　　　　　　　　　】
患者	はい、そうです。
医師	【⑤ 開かれた質問：　　　　　　　　　　　　　　　　　】
患者	とにかく、途中で目が覚めてしまうんです。だいたい、寝ついてから3時間くらいで起きてしまって…その後、どうにかして眠ろうとするんですけど、結局朝までそのままです。朝までのその時間が一番つらいです。いろいろなことを考えてしまって…
医師	差し支えなければ、どんなことを考えてしまうのか、教えていただけますか。

患者	実は、主人が1年前に急に亡くなったんです。それまでずっと元気でこれといって大きな病気もしていなかったのに。主人も私と同じで、まだ50代ですから、あまりにも早いし、急だったもので・・・
医師	何が原因でお亡くなりになったのでしょう。
患者	心臓の発作でした。会社で倒れたんです。
医師	そうでしたか。全く予想もしない出来事で、それは驚かれましたね。
患者	はい。しばらくは、主人の会社の人も来てくれたりして、お通夜とか、お葬式とか、ばたばたしていたので気も張っていたんだと思いますが、先日、一周忌の法要を終えたあたりから、だんだん体調がすぐれなくなってしまって・・・
医師	ご主人以外のご家族について教えていただけますか。
患者	主人と私、2人でした。だんだんお金のことも心配になってきて、そろそろ働かないといけないと思いながらも、具体的に動けなくて・・・
医師	【⑥「水準2」以上の応答： 　　　　　　　　　　　　　　　　　　　　　　　　　　】 ここまでのお話をまとめますと、 【⑦ 要約： 　　　　　　　　　　　　　　　　　　　　　　　　　　】 ということでよろしいでしょうか。
患者	ええ、その通りです。
医師	お伺いしたところでは、ご主人が突然お亡くなりになったことで精神的なショックを受けられ、お身体の症状が出ていることも考えられます。念のためホルモンのバランスなど、お身体の状態についても血液検査をして、だるさを引き起こすような病気がないかどうかを調べたいと思います。症状の原因を特定することで、適切な治療や対策を一緒に考えていきたいと思いますが、いかがでしょうか。
患者	はい。よろしくお願いします。

■キーポイント■

① 医療者の共感的な関わりの深さは4つの水準で評価することができる。患者に対し援助的な関わりとなる「水準2」以上の関わりを目指す。
② 面接(interview)とは相互的な営みであるため、医療者自身の考えや思いだけで一方的に進められるものではない。症状だけでなくその置かれた環境など患者を全人的に理解しようとし続けることが重要。
③ 専門職として医療に携わっている限り、専門的な知識や技術の研鑽はもちろんのこと、医療面接に関する基本的態度や技法についても継続的に学び続けることが求められる。

第8章

「物語」を聴く・「物語」とともに在る

> ◆この章のねらい◆
>
> □1 慢性疾患や外傷による機能喪失、終末期など、患者を全人的に理解し関わるための視点を学びましょう。
> □2 医療者が行う積極的傾聴は、患者の「物語」を聴くことと同じ意味をもつことを理解しましょう。
> □3 患者の「物語」とともに在ること、そして患者の「物語」の再構成をうながす存在としての医療者について考えましょう。

8.1 患者の「物語(narratives)」を聴く

　医療面接を、患者―医療者間で行われる情報収集や健康指導として終わらせるのではなく、その対話を通して医療面接自体のもつ治療的側面を活性化させようとする取り組みがあります。この取り組みは、1998年に医師のトリシャ・グリーンハルとブライアン・ハーウィッツによって Narrative Based Medicine(NBM)として提唱されました[1]。NBM は、医療のもうひとつの側面である科学的実証的医療(Evidence Based Medicine: EBM)を補完するもの、また、患者を全人的にケアすることを目指す医療スタイルとして確立され、現在では、NBM と EBM が車両の両

---

[1] Greenhalgh, T. and Hurwitz, B. (eds). 1998. *Narrative Based Medicine: Dialogue and Discourse in Clinical Practice*. BMJ Books.（斎藤清二・山本和則・岸本寛史（監訳）『ナラティブ・ベイスト・メディスン：臨床における物語りと対話』金剛出版）

NBMは、**患者の内的体験やその内的世界を尊重し、対話を通じて医療者とともに新しい物語(narrative：ある出来事についての言語記述を、意味ある連関としてつなぎ合わせ、一連の意味づけを行う行為のこと[2])を構成する医療**です。その背景には、人間の語る力が治癒的に作用すること(たとえば、面接による心理療法など)の実証的な知見の蓄積や哲学領域(たとえば社会構成主義[3]など)の思索的知見の蓄積があります。つまり、**疾患を生物医学的モデルの観点からだけ見るのではなく、患者やその家族が患者をとりまく環境下で生活しながらどのように対処するかなど、包括的心理・社会モデルの観点からも見ていく**ものです。とくに、慢性疾患や外傷などによる身体の機能喪失、終末期にある患者への治療・ケアにおいて重要な観点といえるでしょう。斎藤(2014)は、トリシャ・グリーンハルによるNBMの特徴を一覧にして紹介しています(表8.1)。

表8.1 一般医療におけるNBMの特徴[4]

1	「患者の病」と「病に対する患者の対処行動」を、患者の人生と生活世界における、より大きな物語のなかで展開する「物語」であるとみなす。
2	患者を、物語の語り手として、また、物語における「主体」として尊重する。同時に、患者が自身の病をどう定義し、どう対応し、どう形作っていくかについて、患者自身の役割を最大限に重要視する。
3	1つの問題や経験が、複数の物語を生み出すことを認め、疾患の病態説明にみられる「唯一の真実の出来事」という概念から脱却する。
4	患者の体験している世界での出来事を、予測可能な「1つの原因」に基づくものとは考えず、複数の行動や文脈の、複雑な相互交流から浮かび上がるものであるとみなす。
5	患者—医療者間での対話を、治療の重要な一部であるとみなす。

---

[2] 斎藤清二・岸本寛史(2003)『ナラティブ・ベイスト・メディスンの実践』金剛出版 pp.13-36.
[3] 人間同士が相互の関係のなかで行う能動的・協力的なコミュニケーションによる言語活動などを中心に、さまざまな社会構成を図り、現代世界が抱える問題に対処することをめざす考え方。(『心理学辞典』1999 有斐閣)
[4] 斎藤清二(2014)『関係性の医療学：ナラティブ・ベイスト・メディスン論考』p.50. をもとに筆者一部修正

このように、積極的傾聴に基づく関係の質を重視した患者—医療者間で行われるやりとりは、**患者の人生をどう意味づけていくかといった、極めて個人的かつ内的な作業に同伴する行為にまで展開させることが可能**であり、さらに、全人的な患者理解と治療・ケアの実践へと繋げることが期待できます。

8.2 患者の「喪失体験」を知る

　それぞれ固有の世界を生きる人間は、家族や友人、職業（学業）などさまざまな対象のなかで生活をしています。その対象との関係から、自尊心や自己効力感をはじめとした自分自身に対する感情が生じ、これをより健全なものにして維持させることが大切になってきます。しかし、生活するなかで思いがけない出来事、たとえば、死別や離別、事故、病気、加齢などにより対象を喪失することがあります。肉親や配偶者・パートナーの喪失、仕事の喪失、身体機能の喪失など、その人の人生や生活の一部となっているものの喪失には相当なショックがともないます。喪失によるダメージは、対象の一般的な理解以上に、その対象がその人にとってどのくらい重要であったかによって異なります。つまり、一般論に収まり切れない、ごく個人的な体験であるのだといえるでしょう。

　医療現場には、さまざまな対象を喪失した患者と出会うことが珍しくありません。全人的な医療を提供するためには、**患者の個人的な体験とその意味を十分理解し、患者の「物語」を共有しつつ、新たな「物語」の創出に取り組む必要があります**。一方で、対象喪失を体験した患者は、さまざまな、ときには激しい情緒的体験をしていますので、患者—医療者関係の構築が困難に陥ることも珍しくありません。そこで、対象喪失を体験した患者の心理的変化の過程をみていきましょう。

　渡辺（2014）は、喪失体験から回復して新しい環境へ適応するまでの過程について次の4つの段階に整理しています（表8.2）。

　こうした段階を経過している患者は、ときに自分を責め、ときに周囲を責め、ときに深い後悔のなかに身を置くなど、めまぐるしい感情の変化を体験します。医療者の支えを求めたと思ったら、次の日には拒絶されるということもあります。また、こうした状態では思考能力が低下するため、合理的な判断ができず短絡的な思考

から「このまますぐに死んでしまうのではないか」という強い不安、パニック状態に陥ったり、被害的感情を募らせたり、逆に自分を強く責めたりします。医療者は対応に苦慮し、患者を「わがまま」「手のかかる困った人」などと決めつけ、医療者自身の内面を保とうとします。患者と向き合う、最もつらい時間を体験することもあるでしょう。そうしたときも、患者の「物語」に関心をもち続けることが治療関係の基盤を維持させることに繋がります。

表8.2　喪失体験から新しい環境への適応過程[5]

ショックの段階	喪失により引き起こされた強烈な情緒的反応。喪失体験直後、一般に数時間から1週間持続する。その後、落胆、悲しみ、怒り、強い不安、憤りなどの否定的感情を体験する。これらは、自分が体験した外的状況がもたらす危機への反応であり、周囲からの強い心理的支持が必要とされる。
抗議の段階	失った対象を思慕し、探し求める段階。喪失体験から数か月、ときには数年続く。対象が本当に失われたことを認めることが困難であり、「否認」が続く。喪失に対する否認と、喪失がもたらす悲嘆との間を揺れ動いている段階。たとえば、病名告知を受け入れられず、いくつもの医療機関を受診する行動は、この段階にあることを示している。
絶望の段階	失われた対象が永久に自分に戻ってこないという現実を認めるようになる段階。現実を受け入れて対象を断念する。この段階では、激しい絶望と落胆が襲い、絶望へと向い、うつ状態に移行する場合もある。免疫力が低下し、病気に罹りやすくなるため、心理的支援に加え身体的なケアに留意する必要がある。
離脱の段階	失われた対象からこころが離れる段階。周囲に関心が向くようになり、新しい対象にも気持ちが向けられる。新しい対象、新しい自分を発見するための努力と行動が開始される。この段階に至るまでには相応の時間が必要である。

逆に、患者に対する敵意や被害感、憎しみ、怒りが強くなると治療関係の基盤

---

[5] 渡辺俊之(2017)「心理・社会的治療論」(近藤直司・田中康雄・本田秀夫(編著)『こころの医学入門:医療・保健・福祉・心理専門職をめざす人のために』pp.168-176　中央法規)をもとに筆者作成

が崩れ、治療に支障を来すようになります。そのためにも、医療者は患者が置かれている状況とその時点での心理的体験を理解し、時間を要してもいつかは回復すると信じ続けることも必要でしょう。一方で、現在、多くの患者は早期退院が求められる傾向にあるため、最もつらく苦しい段階を退院してから自宅などで迎えることも考えられます。退院後の支援計画を立てるにあたり、患者を取り巻く環境や社会的状況を評価するなど、全人的な患者理解の重要性が今後より一層高まるでしょう。

> ### column：心の安全装置 ―防衛機制―
>
> 　人間は、許容できる以上の不安・恐怖や困難な状況に見舞われたときに、心理的にこれ以上の苦痛を経験しないために**防衛機制**とよばれるものが働きます。これは、危機的状況下において自分を守るための心の安全装置のようなものです。終末期や喪失体験をともなう臨床では、患者とその家族に防衛機制の働くことが珍しくありません。防衛機制によって患者や家族は心の安全を保たせるため、病院などで関わる医療者にはそれがさまざまな形で表出されます。
>
> 　「否認」は、現在体験していることや眼の前に起きている状況を認めまいとする防衛機制です。病状や治療方針・治療計画がなかなか伝わらない、話を聴いてもらえない、という場面では「否認」が働いている可能性があります。
>
> 　「置き換え」は、ある対象に向けられている怒りを他の対象へ向ける防衛機制です。わかりやすく言うと、「八つ当たり」に近いものと考えると良いでしょう。怒りを向ける本来の対象が抽象的なもの、たとえば病そのものであった場合、より具体的で表出のしやすい対象、たとえば家族や医療者に怒りをあらわすことがあります。これは、「置き換え」が働いていると考えられるでしょう。
>
> 　「投影」は、自分が感じている不安を、他の人が感じているかのようにとらえることです。家族が感じている不安を、患者が感じている、と訴えることがあります。しかし、患者自身はそれほど不安があるわけではなく、むしろ家族の方に不安が強いという場合、「投影」が働いている可能性があります。訴えが「投影」によるものとわかったら、ケアの対象を拡大するなど再検討します。

8.3 終末期における心理的プロセス

精神科医のエリザベス・キューブラーロスは、末期がんの患者約 200 名のインタビューを通し、死へ向かう心理的な過程を5段階に記述しました[6]（**表8.3**）。すべての患者がこの順番で、5 段階全部を体験するわけではありませんが、がん患者だけに限らず、高齢者の死へ向かう心理的プロセスにも当てはまるとしています。

表8.3 死への受容段階（Kübler-Ross, E. 1969）

第一段階	否認	余命や病名を告げられることで死の宣告を受け、衝撃の強さのあまりその事実を認めずに否認が起こる。
第二段階	怒り	否認の状態が保てなくなり、否が応でも病気であることや死の接近を認めざるを得ない状況になると、その事実や周囲の健康な人に対する怒りがあらわれてくる。
第三段階	取引	神や絶対的なものに対して、自分の延命のための取引をする段階。
第四段階	抑うつ	怒りが収まり、否認や取引をしても無駄であると悟り、抑うつ状態に陥る段階。
第五段階	受容	苦痛が去り、患者は自分の死を穏やかに受け入れる段階。

エリザベス・キューブラーロスによる「死への受容段階」説は、モーニング（mourning）、すなわち悲嘆、喪という意味とそこからの回復を示す「モーニングワーク（mourning work）の先鞭をつける研究成果でした。**表 8.2** で紹介した喪失からの適応の過程も、「死への受容段階」の枠組みに沿っていることからわかるとおり、疾患の種類などに関わらず、人間がたどる喪失と回復の心理的過程であるといえます。

---

[6] Kübler-Ross, E. (1969) *On Death and Dying*. Macmillan.（鈴木 晶（訳）1998『死ぬ瞬間：死とその過程について 完全新訳改訂版』読売新聞社）

哲学者であるアルフォンス・デーケンは「生命あるものはすべて死への存在」として、死を身近なものとしてとらえ、生と死の意味を深く考えるとともに自分自身の死や愛する人の死にどう備えたらよいかを探求する「死への準備教育」を提唱しました[7]。患者も医療者も、ともに生命あるものとしてその生と死について思索をめぐらすことで、より深く細やかなケアが提供できると考えられます。アルフォンス・デーケンによれば、死には次の側面があるとしています（**表8.4**）。

表8.4　4つの死の側面[8]

心理的な死 (psychological death)	患者が全く生きる意志を失い、肉体的な死を迎える前に、既に心理的に死を迎えている状態。
社会的な死 (social death)	家族や社会での役割など、疾患や加齢などによって変化せざるを得なくなり、孤独のなかにいる状態。
文化的な死 (cultural death)	潤いに欠けた病院の施設や環境など、文化的な生活から隔離されている状態。
肉体的な死 (biological death)	生命体としての機能が停止した状態。医療技術の進歩により人工的に延命をはかることができるようになったが、心理的・社会的・文化的な側面を含めた人間としての総体的延命をいかに図るかが医療に求められる大切な使命である。

　これらの側面を総合し、患者に見られる苦痛や苦悩を全人的なものとして理解する「全人的苦痛（total pain）」の観点があります（**図 8.1**）。これは、患者を肉体的苦痛のみからとらえるのではなく、精神的苦痛や社会的苦痛、霊的（スピリチュアル）な苦痛までを含めて、総体としてとらえるものです。これらの苦痛は互いに影響し合って現在の患者の苦痛を形成しており、ケアの提供にあたってはこのことを念頭におくことが重要となります。肉体的な治療の手段がなくなった段階で患者と

---

[7] アルフォンス・デーケン　「死をめぐるかかわり」　上智大学人間学研究室（編）　2004　『かかわりの人間学』pp.139-143.
[8] 注7 文献に基づき筆者作成

の関わりを断ってしまう医療者もいますが、このような観点から患者をみていくことで、人間としての総体的な延命につながる全人的ケアを提供することも可能となります。

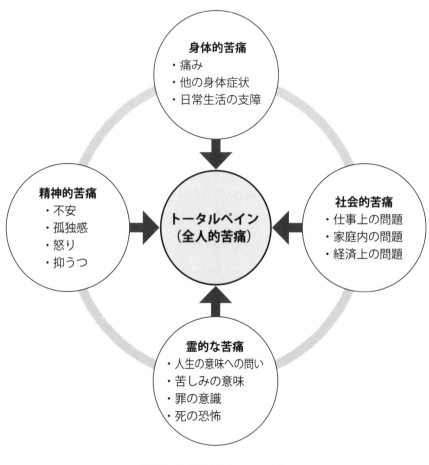

図8.1 全人的苦痛（total pain）[9]

---

[9] 淀川キリスト教病院（編）『緩和ケアマニュアル第5版』をもとに筆者作成

> **column：スピリチュアルペイン**
>
> 「スピリチュアルペイン」は緩和ケア領域でよく使われる言葉ですが、学術的な定義や共通概念は曖昧です。「これ以上生きていても意味はない」「もう自分には存在価値がない」など、患者自身の内面で体験する苦痛と、「なぜこんな苦しみを味わわなければならないのか」「これまでの人生に対する罰を受けているのだ」など、患者自身ではコントロール不能なもの、たとえば神や宗教など人智を超えたものから与えられた苦痛の 2 つの側面があります。スピリチュアルペインに対しては、無理に解消しようとせず、患者の内的な苦痛を理解しようと関わり続けることが大切です。また、支援者が無力感を覚えることなく、安定したケアを提供できることも重要です。

8.4 患者の「物語（narratives）」とともに在ること

　患者―医療者関係を構築する関わりの基本的態度や技法は、究極的には患者の全人的理解と全人的治療・ケアの提供へと繋がっていることがわかります。患者の「物語」に耳を傾け、あたかもその世界に身を置いているかのような共感的理解をし続ける限り、患者―医療者関係の基盤は確かなものとして維持されることでしょう。**患者の「物語」を理解することは、人間が人間として避けることのできない不確実性や複雑性を受け入れる作業**ともいえます。科学的知見に基づく医療（EBM）とともに患者の「物語」に限りなく近づき、そこに存在する医療（NBM）と折り合いながら両立させることで、さらに複雑化・多様化する現代社会に生きる人間に対する新しい医療を切り拓けるのではないかと考えます。

　集中医療チームの医師ウェズリー・イリーは、患者の最期までその「物語」のなかに身を置き、全人的な関わりをし続けたときの感慨を次のように記しています[10]。

---

[10] Ely. W. (2021) *Every Deep-Drawn Breath: A Critical Care Doctor on Healing, Recovery, and Transforming Medicine in the ICU.* Scriber.（田中竜馬（訳）2023　『深く息をするたびに』p.318　金芳堂）

多くの人の最後の願いが、いかに小さなものであり、それでいていかに大きな意味をもつかに、いつも心を打たれる。手を優しく握り、思いやりの言葉を交わして、大切な思い出を共有する。私たちの人生を豊かにしてくれるものは、死に際しても、そしてその先も、私たちを癒してくれる。

■キーポイント■

① 患者の内的体験やその内的世界を尊重し、対話を通じて医療者とともに新しい物語を構成する医療を Narrative Based Medicine(NBM)という。
② 医療面接は患者―医療者間で行われる情報収集や健康指導に留まらず、その対話自体に治療的側面をもたせることができる。
③ さまざまな対象を喪失した患者には、特有の心理的過程が認められる。これを理解することによって、患者に対し拒否的な感情を抱くことなく患者―医療者関係を維持させることが可能になる。
④ 終末期のケアにあたっては、患者を全人的に理解し、全人的なケアを提供することが重要となる。

引用・参考文献

Albert Mehrabian. 1971 *Silent messages.* Wadsworth Publishing Company.

アルフォンス・デーケン 2004 「死をめぐるかかわり」 上智大学人間学研究室（編）『かかわりの人間学』

アルフォンス・デーケン 2011 『新版 死とどう向き合うか』NHK 出版

Cohen-Cole, S. A. 1991 *The Medical Interview: The three-function approach.* St. Louis, MO, Mosby-Year Book. pp.4-35.

Cooper, M. 2008 *Essential Research Findings in Counselling and Psychotherapy: The Fact are Friendly.* SAGE Publications Ltd.（清水幹夫・末武康弘（監訳）2012 『エビデンスにもとづくカウンセリング効果の研究：クライアントにとって何が最も役に立つのか』岩崎学術出版社）

Costa, P. T. & McCrae, R. R. 1988 Personality in adulthood: A six-year longitudinal study of self-reports and spouse ratings on the NEO Personality Inventory. *Journal of Personality and Social Psychology.* 54. pp.853-863.

Duncan, B. L. and Miller, S. D., Wampold, B.E., *et al.* (eds.) 1999 *The Heart and Soul of Change: What Works in Therapy.* Amer Psychological Assn.

土居健郎 1992 『新訂 方法としての面接』医学書院

Ekman, P. and Friesenm W. V. 1969 Nonverbal leakage and clues to deception. *Psychiatry.* 32(1). pp.89-105.

Ely. W. 2021 *Every Deep-Drawn Breath: A Critical Care Doctor on Healing, Recovery, and Transforming Medicine in the ICU.* Scriber.（田中竜馬（訳）2023 『深く息をするたびに』金芳堂）

福原真知子（監修）2007 『マイクロカウンセリング技法：事例場面から学ぶ』風間書房

Gabard, G. O. 2010 *Long-term Psychodynamic Psychotherapy: A Basic Text, Second Edition.* American Psychiatric Publishing, Inc.（狩野力八郎（監訳）2012 『精神力動的精神療法：基本テキスト』岩崎学術出版社）

Greenhalgh, T. and Hurwitz, B. (eds). 1998 *Narrative Based Medicine: Dialogue and Discourse in Clinical Practice.* BMJ Books.（斎藤清二・山本和則・岸本寛史（監訳）『ナラティブ・ベイスト・メディスン：臨床における物語りと対話』金剛出版）

堀越勝・野村俊明　2012『精神療法の基本：支持から認知行動療法まで』医学書院
堀越勝　2015『ケアする人の対話スキルABCD』日本看護協会出版会
市原真　2017『病状を知り、病気を探る：病理医ヤンデル先生が「わかりやすく」語る』照林社
Ivey, A. E. 1983 *Introduction to Microcounseling*. 福原真知子ら（訳）1985『マイクロカウンセリング："学ぶ―使う―教える"技法の統合　その理論と実際』川島書店
神田橋條治　1989「精神療法I　神経症」（土居健郎・笠原嘉・宮本忠雄・木村敏（編）『異常心理学講座9　治療学』みすず書房）
Kirschenboaum, H. and Henderson, V. L. (eds) 1989. The Carl Rogers Reader. Lord Literistic Inc., New York.（伊東博・村山正治（監訳）2001『ロジャーズ選集（上）：カウンセラーなら一度は読んでおきたい厳選33論文』誠信書房）
北川歳昭　1998「教室の座席行動と個人空間：教師への距離の調整としての学生の着席位置」実験社会心理学研究 38(2)　pp.125-135.
小林純一　1979『カウンセリング序説：人間学的・実存的アプローチの試み』金子書房
近藤直司・田中康雄・本田秀夫（編著）2017『こころの医学入門：医療・保健・福祉・心理専門職をめざす人のために』中央法規
Kübler-Ross, E. 1969 *On Death and Dying*. Macmillan.（鈴木　晶（訳）1998『死ぬ瞬間：死とその過程について　完全新訳改訂版』読売新聞社）
Lambert, M. J. 1992 Implications of outcome research for psychotherapy integration. Norcross, J. C. and Goldstein, M. R. (eds) *Handbook of Psychotherapy Integration*. Basic Books, New York. pp. 94-129.
前田重治　2014『新図説　精神分析的面接入門』誠信書房
増井幸恵　2008「性格」（権藤恭之（編）『高齢者心理学（朝倉心理学講座15）』朝倉書店）
Mearns, D. and Thorne, B. 1988 *Person-Centred Counselling in Action*. Sage Publications of London.（伊藤義美（訳）2000『パーソン・センタード・カウンセリング』ナカニシヤ出版）
Mearns, D. (ed) 1994 *Developing Person-Centred Counselling, 1st Edision*. SAGE Publications Ltd.（諸富祥彦（監訳）2000『パーソンセンタード・カウンセリングの実際：ロジャーズのアプローチの新たな展開』コスモスライブラリー）

宮岡等　2014『こころを診る技術：精神科面接と初診時対応の基本』医学書院
中野武房（編著）　2008『ピア・サポート実践ガイドブック』ほんの森出版
Norcross, J. C. (ed.) 2002 *Psychotherapy Relationships that Work: Contributions and Responsiveness to Patients.* Oxford Univ.
小田利勝　2004『サクセスフル・エイジングの研究』学究社
Rogers, C. R. 1957 The necessary and sufficient conditions of therapeutic personality change. *Journal of Consulting Psychology.* 21. pp.95-103.
佐治守夫・岡村達也・保坂亨　1996『カウンセリングを学ぶ：理論・体験・実習』東京大学出版会
斎藤清二　2014『関係性の医療学：ナラティブ・ベイスト・メディスン論考』遠見書房
斎藤清二・岸本寛史　2003『ナラティブ・ベイスト・メディスンの実践』金剛出版
佐藤眞一　2014「超高齢期のこころ」（佐藤眞一他（共著）『老いのこころ』有斐閣アルマ）
Sandler, J., Dare, C. and Holder, A. 1973 *The Patient and The Analyst.* George Allen and Unwin Ltd. London. （前田重治（監訳）1980『患者と分析者：精神分析臨床の基礎』誠信書房）
Saunders, C. 1976 Care of the dying: 1. The problem of euthanasia. *Nursing Times.* 72(26). pp.1003-1005.
千田彰一・岡田宏基　2008『対話に学ぶ　医療面接プラクティス』日経メディカル開発
滝充（編著）　2000『ピア・サポートではじめる学校づくり　中学校編：「総合的な学習の時間」を活かす生徒指導カリキュラム』金子書房
Truax, C. B. and Carkhuff, R. R. 1967 *Toward Effective Counseling and Psychotherapy.* Chicago: Aldine. （西園寺二郎（訳）1973　岩崎学術双書22『有効なカウンセリング：実施と訓練（上）』岩崎学術出版社）
上地安昭 1990『学校教師のカウンセリング基本訓練』北大路書房.
Wachtel, P. L. 2011 *Therapeutic Communication, 2nd Edition: Knowing What to Say When.* The Guilford Press. （杉原保史（訳）2014『心理療法家の言葉の技術[第2版]：治療的コミュニケーションをひらく』金剛出版）
山口創・鈴木晶夫　1996「座席位置が気分に及ぼす効果に関する実験的研究」実験社会心理学研究 36(2)　pp.219-229.
淀川キリスト教病院（編）2007『緩和ケアマニュアル第5版』最新医学社

演習解答例

第5章

演習5-1 (p.49)

1	開かれた質問	9	開かれた質問
2	閉ざされた質問	10	閉ざされた質問
3	閉ざされた質問	11	開かれた質問
4	開かれた質問	12	開かれた質問
5	開かれた質問	13	開かれた質問
6	閉ざされた質問	14	閉ざされた質問
7	開かれた質問	15	開かれた質問
8	開かれた質問		

演習5-2 (p.50)

①	開かれた質問	訴えのきっかけと症状の程度を確認。
②	開かれた質問	症状の出現時期の確認。
③	開かれた質問	慢性か急性か、増悪しているかどうかの確認。
④	閉ざされた質問	喫煙習慣など生活歴の聴取。

第7章

演習7-2 (p.70)

①	今日はどのようなことでいらっしゃいましたか。
②	どのように調子がお悪いのか、詳しくお話しいただけますか。
③	10日前からずっとだるさが続いているのですね。

④	食欲もあまりないけれど、無理をして食べておられるのですね。
⑤	睡眠の様子を、詳しくお話しいただけますか。
⑥	急にご主人がお亡くなりになり、次第に経済的な問題まで考えるようになった…このような状況では体調がすぐれなくても無理はないと思います。
⑦	1年前にご主人が急にお亡くなりになり、一周忌の法要を境に身体のだるさと睡眠のリズムが崩れるようになった。

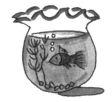

索引

数字・アルファベット

5W1H 11, 19, 20
EBM 73, 81
FELORの原則............. 34, 36, 46
NBM 73, 74, 81, 82
OSCE..................................... 21

人名

アダム・ホルヴァート 3
アルバート・メラビアン 25
アルフォンス・デーケン 79
ウェズリー・イリー 81
エリザベス・キューブラーロス 78
カール・ロジャーズ 28, 41
チャールズ・トルアックス............... 63
デーヴ・メアーンズ.............. 40, 63
テッド・アセイ 4
トリシャ・グリーンハル 73, 74
ブライアン・ソーン 63
ブライアン・ハーウィッツ 73
マイケル・ランバート....................... 4
ミック・クーパー 59
ロバート・カーカフ 63
ロビンダー・ベディ 3

あ

「言い換え」技法 57, 59, 62
一致 28, 34, 40, 46

医療者が患者に対して示す態度 ... 13
医療面接
　3, 9, 11, 13, 14, 17, 18, 21,
　24, 25, 27, 28, 30, 31, 33, 40,
　41, 43, 45, 47, 55, 57, 58, 61,
　62, 63, 67, 72, 73, 82
医療面接の構成要素........... 18, 30
置き換え 77

か

解釈的態度 13
解釈モデル 20, 33, 40, 43, 67
患者―医療者関係
　3, 4, 5, 6, 11, 14, 33, 43, 45,
　55, 57, 60, 66, 67, 75, 81, 82
患者の「物語」 73, 75, 76, 81
感情の反射 57, 58
共感.... 18, 21, 41, 42, 43, 63, 65
共感的態度 63
共感的な関わり 30
共感的な関わりの深さ 63, 64, 72
共感的理解 41, 63, 81
傾聴.............................. 41, 42, 43
言語的コミュニケーション 24, 33, 47
言語的メッセージ.................. 25, 40

さ

支持的態度 5, 13

「質問」技法
　....... 47, 48, 49, 52, 54, 55, 57
「死への受容段階」説................. 78
「死への準備教育」..................... 79
終末期............ 73, 74, 77, 78, 82
受容............ 41, 42, 43, 45, 78
受容的態度 64
情報収集
　18, 30, 47, 49, 54, 62, 65, 73, 82
情報提供 18, 20
心理社会的側面........... 19, 24, 28
ストレス 14
ストレッサー 14
スピリチュアルペイン 81
積極的傾聴 73, 75
全人的苦痛 79
全人的ケア 80
全人的治療・ケア 81
全人的な関わり 67, 68, 81
全人的なケア 82
全人的な治療 68
全人的に理解 72, 73, 82
全人的理解 81
喪失体験 75, 76, 77
ソクラテス式質問 47, 52, 54, 55

た
対話のための位置取り............... 15
知・情・意 30, 31, 46, 53, 55
治療関係 3, 57, 76
治療的メッセージ 28
治療同盟 3, 4, 5, 9, 40
伝え返し 57, 58
投影.. 77
閉ざされた質問....... 47, 49, 54, 55

は
はげまし.............................. 59, 60
非言語的コミュニケーション
　............ 21, 24, 27, 33, 43, 54
非言語的メッセージ　25, 26, 34, 40
否認.. 77
表現水準 61, 62
開かれた質問 ... 47, 49, 54, 55, 58
防衛機制 77

ま
無条件の肯定的関心.................. 41
明確化 48, 55, 61

や
要約................................... 58, 59

ら
理解的態度 13

著者紹介

須藤武司（すどう たけし）

　東海大学大学院文学研究科コミュニケーション学専攻博士課程後期修了。博士（文学）。臨床心理士、公認心理師。東海大学医学部奨励研究員、東海大学非常勤講師、立教大学兼任講師、帝京平成大学大学院臨床心理学研究科講師などを経て、現在はSBC東京医療大学教養部教授。

2024年11月26日　　　　　　　　　初 版　第1刷発行

ベーシック医療面接

著　者　須藤武司　©2024
発行者　橋本豪夫
発行所　ムイスリ出版株式会社

〒169-0075
東京都新宿区高田馬場4-2-9
Tel.03-3362-9241(代表)　Fax.03-3362-9145
振替 00110-2-102907

カット：山手澄香　　　　ISBN978-4-89641-341-0　C3011